犬と猫の
Case study of dermatologic diseases for dogs and cats

皮膚疾患ケーススタディー

監修 岩﨑利郎

緑書房

序文

私が動物の皮膚疾患に関わってからおおよそ半世紀ほどになるが，その間に世界中の皮膚疾患に対する診断，治療方法は幾多の変遷を経て著しく進歩した。現在では基礎医学の知見を取り入れた十分に科学的な診断法・治療法が標準的な「ガイドライン」として示され，我々はそれらに沿って診療を行うことが可能となった。ガイドラインは症例数を重ねるにつれ，今後も改良されていくであろう。近年は皮膚科の専門医だけではなく一般診療に従事されている先生方の皮膚科に対する関心も高くなり，画期的な薬物が手に入ることと相まって，皮膚疾患に対する診断力や治療力は10年前と比べて格段に進歩している。

しかし相手が生き物である以上，ガイドラインで100％カバーできるわけではない。仮に，あるガイドラインの症例適用率が90％であるとしたら，理屈としては10例に1例は当てはまらない症例が出てくることになる。日常診療のなかで10例に1例というのは頻繁といっても過言ではなく，実際，ガイドラインにしたがった標準的な治療を行っても，画期的な薬を用いても治療がうまくいかない症例に出会うことは珍しくない。

とはいえ，ガイドラインに乗らないから診断できない（あるいは治らない）では，診察を受ける動物や家族は困ってしまう。そこで第一線の臨床獣医師たちは，ガイドラインを踏まえたうえで，うまくいかないときは何らかの「独自の工夫」をして対処にあたる。

本書は，そのような「独自の工夫」あるいは「独自の工夫をせざるを得なくなった貴重な経験」を，多くの獣医師と共有できればという思いから企画された。執筆陣は日本獣医皮膚科学会の認定医，あるいは皮膚疾患に造詣が深い臨床獣医師ばかりであり，その工夫や経験にも参考になる点が非常に多い。一般診療に従事されている先生方が参考にしやすいよう，取り上げる症例は犬アトピー性皮膚炎や膿皮症など，診察する機会が多いと思われる疾患を主体としている。読者のみなさんが困った症例に遭遇したとき，ここに記載されていることを思い出し，参考にしていただければ幸甚である。

最後に，企画から出版まで終始我々を督励してくれた緑書房の名古孟大氏に，執筆陣を代表して深謝申し上げる。

2018年12月　台北にて

VetDerm Osaka代表　岩﨑利郎

監修者・執筆者一覧（所属は2019年1月現在）

監　修

岩﨑利郎
VetDerm Osaka

執　筆

池　順子 ………… Case 18，19
吉田動物病院

伊佐桃子 ………… Case 16，17
ひだまり動物皮膚科医院

門屋美知代 ………… Case 01，03，06
かどやアニマルホスピタル

河口祐一郎 ………… Case 05，13，24
ひまわり動物病院

北宮絵里 ………… Case 21
あさか台動物病院

佐藤理文 ………… Case 09，10，11
トレア動物病院

下浦宏美 ………… Case 14，20，22
VetDerm Osaka

堀中　修 ………… Case 12，25
ファーブル動物医療センター

松尾英治 ………… Case 07，26
アステール動物病院

藪添敦史 ………… Case 04，08
藪添動物病院

山岸建太郎 ………… Case 15
本郷どうぶつ病院

横井愼一 ………… Case 02，23
泉南動物病院

目次

疾患別目次

Case 01

皮膚症状に前立腺疾患，心疾患の関連が示唆された犬の症例

かどやアニマルホスピタル
門屋美知代

症例データ

品種：甲斐
性別：未去勢雄（診察中に去勢）
初診時年齢：7歳
飼育環境：室内飼育，同居動物あり（甲斐，未去勢雄，5歳）。ドッグランへ行くなどほかの犬との交流は多い
散歩：1日2回
食事：尿石症用療法食（c/d™：日本ヒルズ・コルゲート㈱）主体（同居犬の一般食も食べる）。さまざまな副食
シャンプー：自宅で月1回実施（シャンプー剤不明）
予防：混合ワクチン，フィラリア・ノミ・ダニ予防

初診

1. 問診

3カ月前から体全体を痒がるようになり，とくに右側肩部に脱毛がみられるようになった。他院で毛包虫症と診断され，抗菌薬と液状の経口駆虫薬を処方されていたが，改善がみられずしだいに患部が拡大してきた。また投薬開始時より血尿がみられた。痒がっている様子はなかった。他院で勧められたシャンプー（商品名は不明）を週1回行っていた。1年前に尿中にストルバイト結晶が認められて以来食事は療法食（c/d™：日本ヒルズ・コルゲート㈱）がメインで，食事などの変更はしていなかった。

2. 検査

(1) 身体検査

右肩部に脱毛が認められた（図1a，b）。脱毛部位は軽度の炎症と，一部痂皮を伴っていた。両側の口唇は上下とも犬歯付近から口角にかけて紅斑，脱毛が認められた（図1c）。四肢端をしきりに舐めており，足底肉球間の紅斑が認められた。

(2) 皮膚検査

脱毛部の押捺塗抹材料の細胞診でわずかな球菌が認められた。スクレーピングでは異常は認められなかった。

3. 診断およびその根拠

細胞診上で球菌がわずかではあるが増加していたため，直接的には膿皮症の可能性があるが，原発性か続発性かは不明であった。病変の部位から，基礎疾患として犬アトピー性皮膚炎

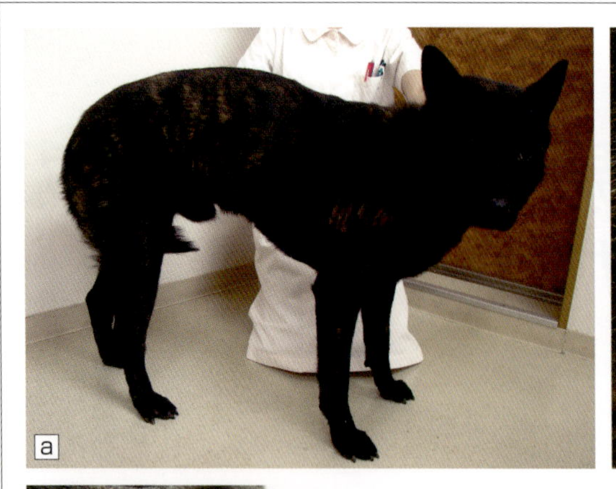
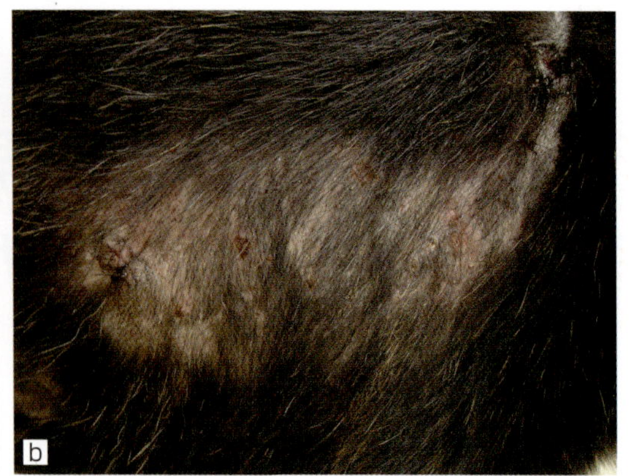
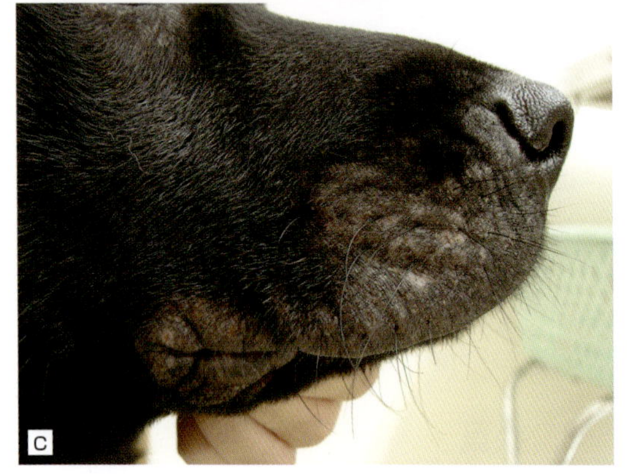

図1　初診時の身体検査所見

右肩部に脱毛が顕著で，脱毛部位は軽度の炎症と，一部痂皮を伴っていた（a，b）。両側の口唇は上下とも犬歯付近から口角にかけて紅斑，脱毛が認められた（c）。

もしくは食物アレルギーを有する可能性も考えられた。またストルバイトによる膀胱炎も併発していると考えられた。

4. 追加検査・治療

病変部の細菌増殖とともに，問診からストルバイトによる膀胱炎が疑われたため尿検査を推奨したが，来院途中に排尿してしまったため検査ができなかった。皮膚に対するセファロスポリンが膀胱炎にも有効かもしれないと伝え，セファレキシンを30 mg/kg，経口，1日2回で処方した。抗菌薬投与で改善がみられない場合アレルギー性疾患も疑われるため，その場合はアレルギー検査，除去食試験などを行ってもよいかもしれないと伝えた。

再診1回目（初診時より2週間後）

1. 経過

皮膚の状態はやや悪化し，肩部の脱毛部位が拡大した（図2）。家族は採尿した検体を持参したが，5時間近く排尿しておらず，膀胱内の尿貯留が期待できたため，膀胱穿刺による尿検査と，膀胱をメインとした腹部X線および超音波検査も行うこととした。

2. 検査

(1) 身体検査

聴診にて収縮期雑音（Levine3/6）が認められた。

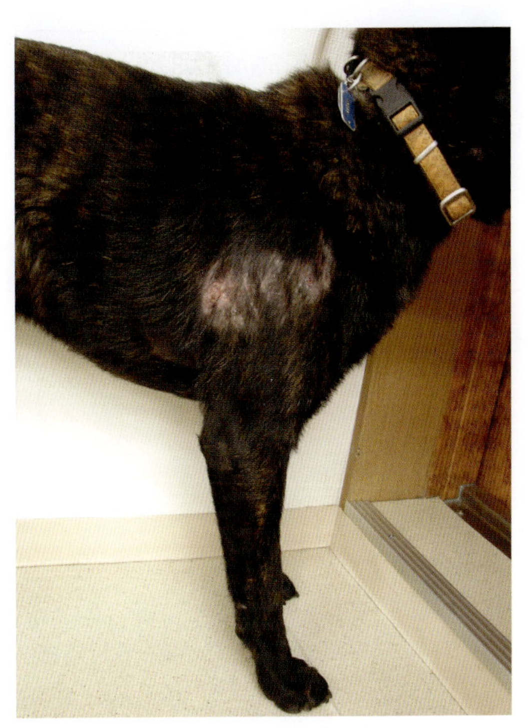

図2　初診時より2週間後の身体検査所見
皮膚症状はやや進行し，肩部の脱毛部位が拡大していた。

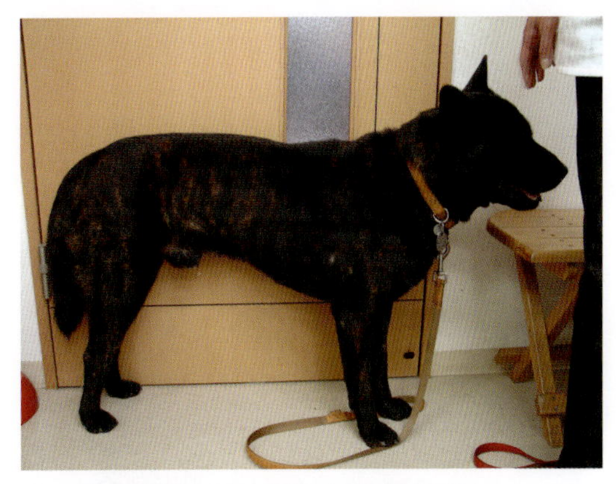

図3　初診時より3.5カ月後の身体検査所見
除去食試験を2カ月行った後，前立腺肥大のため去勢手術を行い，僧帽弁閉鎖不全症のためACE阻害薬を投与開始し，さらに1カ月後の所見。痒みがかなり消失し，発毛がみられた。

(2) 血液検査・血液化学検査

血液検査・血液化学検査に異常はみられなかった。

(3) 尿検査

尿比重は1.020。沈渣は白血球（+），赤血球（+），結晶（−）であった。

(4) X線検査

心拡大，前立腺肥大が認められた。

(5) 超音波検査

膀胱を含め，とくに異常はなかった。

(6) 皮膚検査

押捺塗抹材料の細胞診にて細菌は消失していた。

3. 診断およびその根拠

皮膚検査にて細菌が消失したものの皮膚症状が残ったことから依然として食物アレルギーの可能性が考えられた。またX線検査結果より，前立腺肥大が疑われた。

4. 追加検査・治療

前立腺肥大のため去勢手術が必要であることを説明した。僧帽弁閉鎖不全症があるため，アンジオテンシン変換酵素（ACE）阻害薬（ベナゼプリル0.5 mg/kg，経口，1日1回）の投与を提案した。また除去食試験も再度提案した。尿検査で結晶は認められなかったが，膀胱炎の発症の可能性を考え，下部尿路疾患にも対応した療法食（低分子プロテイン+pHコントロール：ロイヤルカナン ジャポン㈲）を用いて除去食試験を開始した。

再診2回目（除去食試験開始より2カ月後）

1. 経過

前回来院の1週間後に去勢手術を予定してい

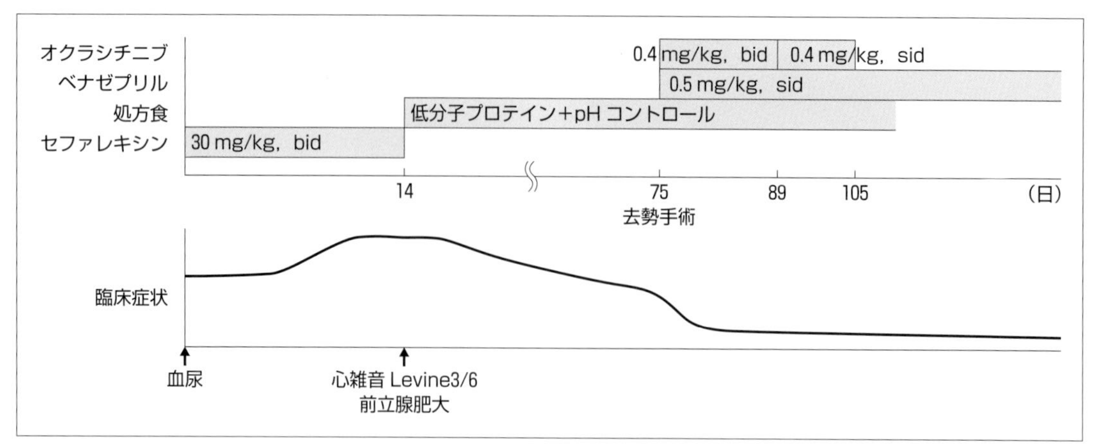

図4 主な治療と経過

bid：1日2回，sid：1日1回

たが，家族の都合で一度キャンセルとなった。その後来院がなく，2カ月後に来院した。それまで除去食試験は同居犬とともに厳密に行っていた。肩部の痒みは少し落ち着いてきたように思えたが，まだ十分な改善はなかった。排尿は問題ないこともあったが，ときどき血尿がみられたり，排尿しづらかったりしていた。

2. 検査

(1) 身体検査

肩部・口唇・四肢端の脱毛・紅斑は変わりなかった。

(2) 皮膚検査

押捺塗抹材料の細胞診・スクレーピングは陰性であった。

3. 診断およびその根拠

感染症および外部寄生虫症などの瘙痒症が除外でき，完全な除去食試験を行っても痒みが残存したことから，食物アレルギーに加え犬アトピー性皮膚炎も併発していると考えられた。

4. 治療

翌日，去勢手術を実施した。抜糸後，皮膚の痒みに対しオクラシチニブ（0.4 mg/kg，経口，1日2回，2週間，その後1日1回で継続）の投与を行うこととした。また，療法食により痒みが若干改善したためこれも継続とした。ACE 阻害薬の投与も開始した。

再診3回目（去勢手術より1カ月後）

1. 経過

去勢手術の2週間後の来院予定であったが，家族の都合で1カ月後になった。手術後1週間頃より，痒みがかなり減った。前肢端は舐めるが，回数は減少した。

2. 治療

皮膚症状がかなり改善したため抜糸のみ行い，治療を終了とした。痒みが我慢できないくらい悪化した場合はオクラシチニブの再開を検討することとした。

犬アトピー性皮膚炎の治療のポイント

概要

犬アトピー性皮膚炎は，遺伝的素因を背景とした慢性瘙痒性の皮膚疾患である。特徴的な臨床症状を示し，その多くが環境アレルゲン（ハウスダストマイト）に起因すると考えられている。先天的な要因であるフィラグリン遺伝子変異などによる皮膚バリア機能の低下，IgE を産生しやすい体質などを背景に，環境抗原に曝露することによりⅠ型アレルギー反応を誘発することが予想されている。多くの好発犬種が報告され，6カ月齢～3歳での発症が多い。一般に季節性はみられることもみられないこともあるが，一般に温暖多湿な季節に悪化傾向を示す。

臨床症状

顔面，耳，四肢端，腹部を中心に瘙痒がみられる。初期病変は紅色の斑～局面状の発疹，二次病変として唾液の付着による被毛の変色や，自己誘発性脱毛，被毛質の低下，表皮剥離，色素沈着，鱗屑，苔癬化が一般的である。脂漏症，外耳炎を併発することもある。

鑑別診断

ほかのアレルギー疾患，脂漏性皮膚炎，皮膚糸状菌症，疥癬，毛包虫症

診断

2010年に提唱されたFavrotらによる診断基準[1)]が最もよく用いられているが，議論の余地がある。筆者はほかの瘙痒性疾患を除外したうえで，補助的に使用している。すなわち外部寄生虫症，感染症を除外したのち，除去食試験を行い，そのうえでFavrotの診断基準と症状が合致すれば犬アトピー性皮膚炎を強く疑う。

抗原特異的血清IgE検査や皮内検査によるアレルギー検査は，犬アトピー性皮膚炎と診断した後に関連する抗原を評価するために有用である。これにより的確な抗原回避や免疫療法を選択することができるが，血清IgEは検査機関によって異なる結果を示すことがあるので注意を要する。

インフォームおよび治療

犬アトピー性皮膚炎の治療には，グルココルチコイド，シクロスポリン，組み換え型犬インターフェロンγ，オクラシニチブ，減感作療法などが用いられる。また犬アトピー性皮膚炎の犬では皮膚バリア機能が破壊されているケースが多いため，皮膚バリア機能回復のためスキンケアの一環として，保湿を十分に行うことも大切である。犬アトピー性皮膚炎に対する絶対的な治療法はなく，治療のゴールも家族の満足度次第である。したがって，個々の症例と家族の生活スタイルに合い，なおかつ副作用の少ない治療を組み合わせることが大切である。

今回の症例は脱毛部位に細菌感染がみられたことから抗菌薬を投与したが改善がなく，また発症部位から犬アトピー性皮膚炎もしくは食物アレルギーを疑い除去食試験を行ったが反応は乏し

かった。ストルバイトによる膀胱炎の経歴および血尿の主訴があり皮膚以外の基礎疾患が疑われたため，全身的な検査を行ったところ僧帽弁閉鎖不全症，前立腺肥大が認められた。それらに対し，去勢手術を行いACE阻害薬を使用しはじめた頃から皮膚症状が改善した。皮膚疾患との関与は不明であるが，家族の満足度は高く良好に維持できている。

参考：皮膚症状と基礎疾患

犬では去勢や避妊を行うと皮膚症状が改善することが多い。これはおそらく，症例が前立腺肥大を呈していたり子宮蓄膿症の前駆状態にあったりしていて，それが去勢・避妊によって改善されるためではないかと考えている。そのほか，高齢犬に多い僧帽弁閉鎖不全症の治療開始と同時に皮膚症状が改善するケースも何例か経験しており，おそらく皮膚などの末梢血管への血流が改善したせいと思われる。

また，腎不全や肥満のために，もともと使用していた一般食を療法食に変更すると，皮膚症状が改善することが犬，猫ともにある（Case 06参照）。これは療法食に皮膚症状を改善させる効果があるというより，もともと使用していたフードにアレルギーを示していたために，良質な療法食に変更することで症状が改善したものと考えられる。

このように，基礎疾患をコントロールすることは皮膚科診療においても非常に重要である。

01

参考文献

1） Favrot C, Steffan J, Seewald W, *et al.* A prospective study on the clinical features of chronic canine atopic dermatitis and its diagnosis. *Vet Dermatol.* 21: 23-31, 2010.

Case 02

消化器症状の改善に時間を要した犬の症例

泉南動物病院
横井愼一

症例データ

品種：ボストン・テリア
性別：避妊雌
初診時年齢：6歳1カ月
飼育環境：室内飼育，同居動物なし
食事：アミノペプチド フォーミュラ（ロイヤルカナン ジャポン(同)）
シャンプー：保湿成分含有のシャンプー剤（アデルミル®：(株)ビルバックジャパン）で週2回実施
予防：フィラリア・ノミ予防（スピノサド・モキシデクチンの経口薬〔パノラミス®錠：エランコジャパン(株)〕を月1回投与）

現病歴・治療経過

6カ月齢で口周囲，腋窩に瘙痒が認められ，他院で犬アトピー性皮膚炎と診断された。皮膚症状は通年性に生じ，痒みによる脱毛は背部，腰背部から大腿部，頚部腹側に認められた。症状の悪化が認められたときは抗ヒスタミン薬，経口グルココルチコイド薬の頓服などによって管理されていた。また，細菌性毛包炎や皮表のマラセチアの増殖を併発することが多く，発生時には抗菌薬，抗真菌薬の投与が行われていた。

3歳時に，ELISA法による抗原特異的血清IgE検査を実施し，チリダニグループ2アレルゲンが陽性となった。その後，アレルミューン®HDM（日本全薬工業(株)）による減感作療法にてわずかに改善した。組み換え型犬インターフェロンγで改善は認められなかった。

4歳で再度，抗原特異的血清IgE検査を実施したところ，トウモロコシのみ要注意との結果が得られた。

5歳時から瘙痒が悪化し，背部を床に擦りつけ，前足を舐める回数が多くなり，脱毛が進行した。また，経口グルココルチコイド薬への反応が低下した。また，その頃から軟便も認められるようになった。そのため，新奇蛋白食（ラボラインピュアプロテイン サーモン：動物アレルギー検査(株)，アミノプロテクトケア：エランコジャパン(株)）で除去食試験を実施したが，下痢が認められたためいずれも中止となった。その後，加水分解蛋白食（アミノペプチド フォーミュラ：ロイヤルカナン ジャポン(同)）による除去食試験を再度実施したところ，軟便は改善したが，皮膚症状の改善はまったく認められなかった。

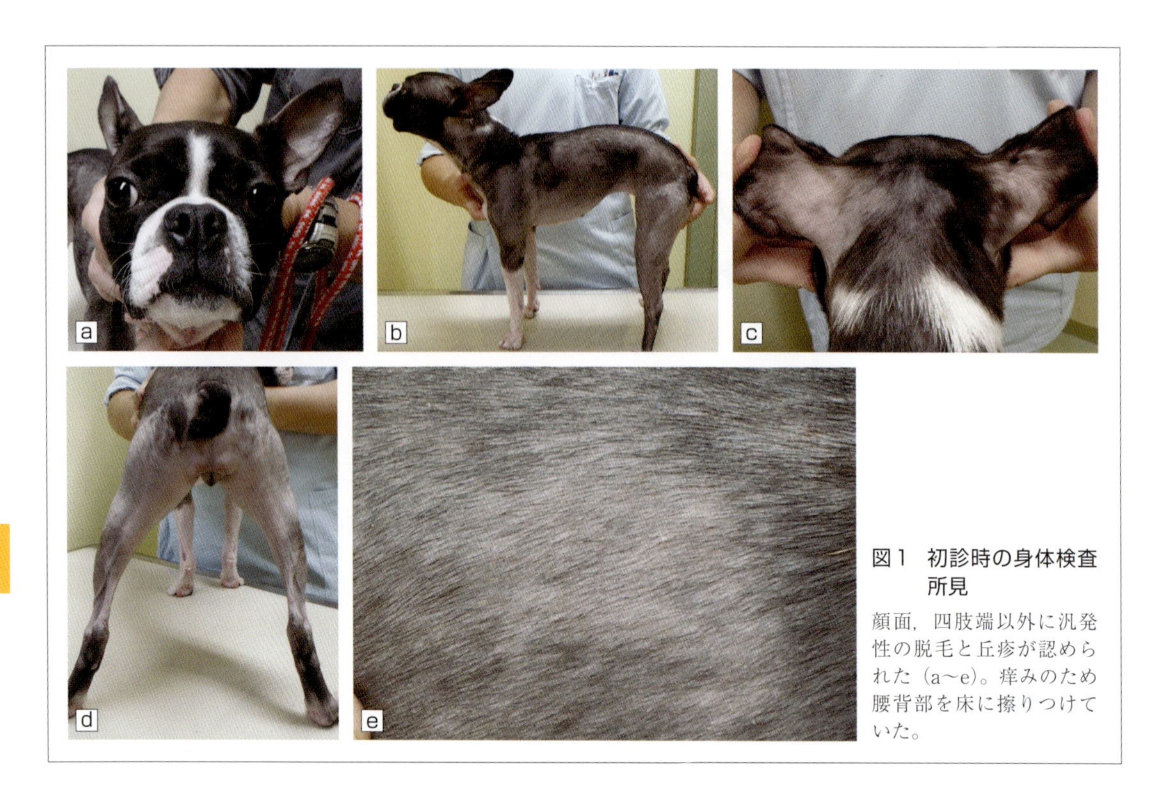

図1　初診時の身体検査所見

顔面，四肢端以外に汎発性の脱毛と丘疹が認められた（a〜e）。痒みのため腰背部を床に擦りつけていた。

02

初診

1．問診

5歳6カ月時に別の病院に転院した。シクロスポリンでの治療を行うが改善はなく，グルココルチコイドを週2回，ヒドロキシジン（アタラックス-P®：ファイザー㈱）を毎日投薬していた。前年の春からさらに痒みおよび脱毛がひどくなり，全身が脱毛してきた。痒みがはじまった頃から軟便が認められたため，アミノペプチド フォーミュラと水のみを与えており，良便を保っていた。保湿成分含有のシャンプー剤で週2回シャンプーをしていた。フィラリア，ノミ予防として月1回スピノサド・モキシデクチンの経口薬を投与していた。VASスコア（コラム参照）は7/10であった。

2．検査

(1) 身体検査

体重6.1 kg。顔面と四肢端を除く全身に脱毛が認められ（図1a〜d），腰背部を中心に多数の丘疹が認められた（図1e）。頚部には表皮小環，鱗屑，紅斑および掻破痕が認められた。

(2) 皮膚検査

紅斑部の押捺塗抹材料の細胞診では変性好中球および球菌が認められ，スクレーピングでは異常は認められなかった。

(3) 血液検査・血液化学検査

血液検査・血液化学検査では異常は認められなかった。

3．診断およびその根拠

6カ月齢から通年性の痒みがでていること，

便の性状が不安定であること，グルココルチコイドへの反応が乏しく，病変部位が犬アトピー性皮膚炎の好発部位と一致しないことなどから，「食物アレルギー」を疑った。

4. 追加検査・治療

現在の加水分解蛋白食から，新奇蛋白食あるいは自家食への変更を勧めた。しかし，現在のフード（アミノペプチド フォーミュラ）以外では下痢をするとのことで家族は拒否したため，ひとまず二次感染を管理し，痒みがどれだけ改善するか確認することにした。抗菌薬もたびたび投与されていたため薬剤耐性菌の感染を疑い，背部の丘疹から検体を採取し細菌培養および薬剤感受性検査に提出した。また除去食試験をより厳格にするため，フィラリア・ノミ予防はスピノサド・モキシデクチンの経口薬からセラメクチンのスポット剤（レボリューション®12%：ゾエティス・ジャパン㈱）に変更した。グルココルチコイドの経口投与および外用，ヒドロキシジンの外用は中止し，ホスホマイシンを10 mg/kg，経口，1日2回で処方した。さらに外用療法として1%クロルヘキシジンの抗菌性シャンプー剤（ノルバサン® サージカルスクラブとノルバサン® シャンプー 0.5〔いずれも㈱キリカン洋行〕を1：1で混合）による週2回のシャンプーを自宅にて行うよう指示した。

5. 検査結果

細菌培養検査の結果，少数の多剤耐性ブドウ球菌 *Staphylococcus intermedius* が検出された（表1）。

再診1回目（初診時より14日後）

1. 経過

抗菌薬は処方どおり服用し，指示どおり3日に1回シャンプーできていたが，皮膚症状および痒みの程度はまったく改善がなかった。VASスコアは7/10であった。

2. 検査

(1) 身体検査

皮膚病変はまったく変化がなかった。バリカンで毛刈り後，背部の皮疹を観察したところ，新たな丘疹のほかに過去に丘疹であったと考えられる脱毛部が認められた（図2）。

(2) 皮膚検査

再度，背部の丘疹の押捺塗抹材料の細胞診を実施したところ，感染は認められず，マクロファージ主体の非変性好中球が認められた。

3. 診断およびその根拠

薬剤感受性検査結果に基づく2週間の投薬およびシャンプーにより，押捺塗抹材料から球菌が認められなくなったにもかかわらず，皮膚症状，痒みの程度はまったく変化がないことから，細菌感染による痒みは否定した。食物アレルギーの関与をあらためて強く疑った。

4. 追加検査・治療

皮膚症状に伴い消化器症状が認められること，二次感染が管理されているにもかかわらず痒みがまったく改善されないことなどから，フードの変更と抗原特異的血清IgE検査，リンパ球反応検査を実施することとした。

新奇蛋白食として，ジェーピースタイルダイエテティクス アレルゲンセレクトカット（日

表1　細菌培養・薬剤感受性検査結果

薬剤名	*Staphylococcus intermedius*
アモキシシリン	R
アモキシシリンクラブラン酸	R
アンピシリン	R
アンピシリンスルバクタム	R
ペニシリンG	R
セファゾリン	R
セファレキシン	R
セフェピム	R
セフォゾプラン	R
セフォチアム	R
セフジトレンピボキシル	R
フロモキセフ	R
ファロペネム	I
エンロフロキサシン	R
オフロキサシン	R
レボフロキサシン	R
アルベカシン	S
アミカシン	S
ゲンタマイシン	R
トブラマイシン	R
クリンダマイシン	R
リンコマイシン	R
エリスロマイシン	R
クラリスロマイシン	R
テトラサイクリン	R
ドキシサイクリン	S
ミノサイクリン	S
クロラムフェニコール	R
ホスホマイシン	S
テイコプラニン	S
バンコマイシン	S
リネゾリド	S
ST合剤	S

R：耐性，I：中間，S：感受性

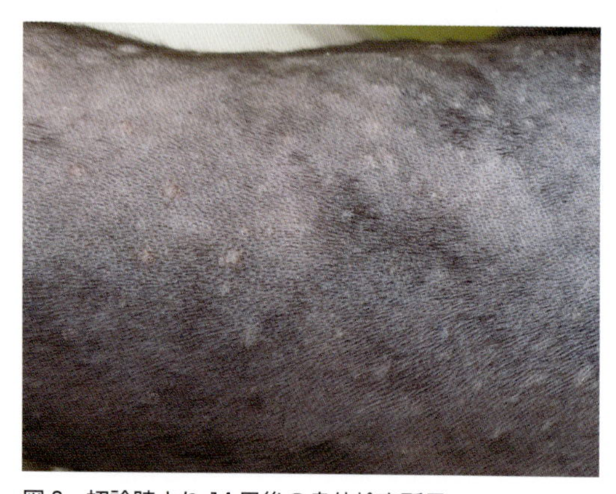

図2　初診時より14日後の身体検査所見

炎症を伴う比較的新しい丘疹と，消退し瘢痕化した丘疹が認められた。

清食品㈱）と水のみを与えるように指示した。疥癬の除外診断を兼ねて，セラメクチンのスポット剤を再度処方した。

5. 検査結果

抗原特異的血清IgE検査，リンパ球反応検査ともすべて陰性であった（表2，3）。

表2 抗原特異的血清 IgE 検査結果

種類		値（ng/mL）	評価
節足動物	ヤケヒョウヒダニ	0	陰性
	コナヒョウヒダニ	1	陰性
	ノミ	36	陰性
	蚊	0	陰性
	ゴキブリ	0	陰性
雑草	ヨモギ	0	陰性
	オオブタクサ	0	陰性
	アキノキリンソウ	0	陰性
	タンポポ	0	陰性
	フランスギク	0	陰性
牧草	カモガヤ	0	陰性
	ハルガヤ	0	陰性
	オオアワガエリ	0	陰性
	ホソムギ	0	陰性
	ギョウギシバ	0	陰性
樹木	ニホンスギ	0	陰性
	シラカンバ	0	陰性
	ハンノキ	0	陰性
カビ	アスペルギルス	0	陰性
	アルテリナリア	26	陰性
	クラドスポリウム	20	陰性
	ペニシリウム	0	陰性
主要食物アレルゲン	牛肉	16	陰性
	豚肉	9	陰性
	鶏肉	0	陰性
	卵白	0	陰性
	卵黄	0	陰性
	牛乳	9	陰性
	小麦	5	陰性
	大豆	0	陰性
	トウモロコシ	10	陰性
除去食アレルゲン	羊肉	17	陰性
	七面鳥	0	陰性
	アヒル	0	陰性
	サケ	0	陰性
	タラ	87	陰性
	ナマズ	74	陰性
	シシャモ	0	陰性
	ジャガイモ	0	陰性
	米	0	陰性

再診2回目（初診時より28日後）

1．経過

背部の丘疹は減ったが痒みの程度は変わりがなく，VAS スコアは6/10であった。フードを変更してから軟便がでていた。

表3 リンパ球反応検査結果

種類		値（%）	評価
主要食物アレルゲン	牛肉	0.1	陰性
	豚肉	0.2	陰性
	鶏肉	0.3	陰性
	卵白	0.1	陰性
	卵黄	0.2	陰性
	牛乳	0.2	陰性
	小麦	0.6	陰性
	大豆	0	陰性
	トウモロコシ	0	陰性
除去食アレルゲン	羊肉	0.3	陰性
	七面鳥	0.1	陰性
	アヒル	0	陰性
	サケ	0.1	陰性
	タラ	0.2	陰性
	ナマズ	0	陰性
	シシャモ	0	陰性
	ジャガイモ	0.1	陰性
	米	0.2	陰性

2．検査

(1) 身体検査

丘疹はまだ認められたものの，新たな丘疹は認められなかった。

(2) 糞便検査

便の寄生虫検査およびジアルジアチェックはいずれも陰性であった。乳酸菌製剤（マイトマックス・スーパー：共立製薬㈱）を1カプセル，経口，1日1回で14日間処方した。

再診3回目（初診時より42日後）

痒みは改善し，VAS スコアは3/10となった。排便回数は1日4回で，便は最後のほうが軟便になっていた。

再診4回目（初診時より63日後）

1．経過

身体の痒みはほぼなくなり，発毛が認められた。左右の前肢をときおり舐めていた。右前肢内側には紅斑，脱毛が認められた。VAS スコアは 1～2/10 であった。

2. 検査

(1) 身体検査

左前肢第四趾と第五趾間にびらんを伴うせつ腫が認められた（図3）。

(2) 皮膚検査

びらん部の押捺塗抹材料の細胞診で球菌は認められず，非変性好中球とリンパ球および形質細胞が認められた。

3. 診断

せつ腫は食物アレルギーに伴う一症状と考えた。

4. 治療

全身の皮膚症状は改善傾向にあるため，フードの変更は行わず経過観察とした。趾間のせつ腫に対して，プレドニゾロンを 0.76 mg/kg，経口，1 日 1 回で 7 日間処方した。

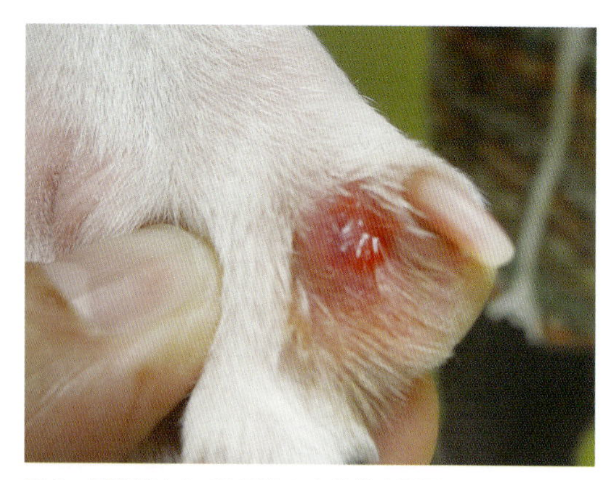

図 3　初診時より 63 日後の身体検査所見
左前肢第四，五趾の間にせつ腫が認められた。

再診 5 回目（初診時より 69 日後）

1. 経過

ここ 2～3 日軟便が続き，診察の前日から水様便となった。痒みはほぼなく，VAS スコアは 1/10 であった。食事は処方食と水のみであった。

2. 検査

(1) 身体検査

せつ腫はほぼ改善した。触診にて腹部圧痛が認められた。

(2) 糞便検査

異常は認められなかった。

3. 診断

食物有害反応による腸炎が考えられた。

4. 治療

せつ腫はほぼ改善したため，プレドニゾロンを中止し，メトロニダゾールを 10 mg/kg，経口，1 日 2 回で，止瀉薬（ディアバスター® 錠：共立製薬㈱）を 1 錠，経口，1 日 2 回で，乳酸菌製剤を 1 カプセル，経口，1 日 1 回でそれぞれ 7 日間処方した。

再診 6 回目（初診時より 76 日後）

1. 経過

痒みはなかった。前回の診察後，2～3 日で通常便に戻った。

2. 治療

症状が安定したため止瀉薬を中止し，メトロニダゾールと乳酸菌製剤を 7 日間継続とした。

再診 7〜9 回目

処方食と水のみの食事で皮膚症状および消化器症状は改善した。VAS スコアは 2/10 であった。家族が整腸剤の継続を希望したため，乳酸菌製剤のみ継続とした。

再診 10 回目 (初診時より 132 日後)

1. 経過

皮膚症状，消化器症状すべて改善した（図 4）。VAS スコアは 0/10 であった。

2. 治療

食物負荷試験を提案したが，数年にわたる痒みと下痢の症状に悩まされていたとのことで，家族に受け入れられなかった。引き続き，アレルゲンセレクトカットのみを与えるよう指示した。

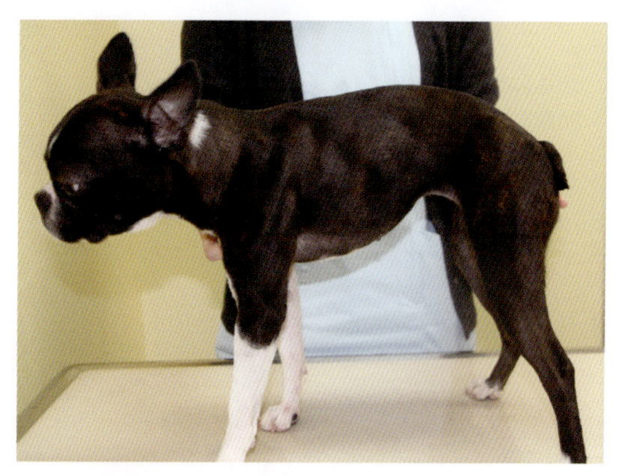

図 4 初診時より 132 日後の身体検査所見
瘙痒はまったく認められず，毛艶も良好であった。

以降の経過

執筆時点で寛解時から 851 日が経過したが，皮膚および消化器症状は 1 度も認められなかった。

参考：VAS スコア

痛みや痒みなどの感覚的な事象を客観的に評価する手法として，VAS（visual analogue scale）がある。左端（0 cm）をまったく症状がない状態，右端（10 cm）を最も症状が強い状態とした 10 cm のバーを患者に提示し，感じている症状がそのバーのどのあたりにくるのかを指してもらうことで，症状の強さを数値化する手法である。

犬の痒みに対しては，図のような目安をつけたバーを家族に提示し，犬の様子を指してもらうことで，より客観的な評価が可能となる。

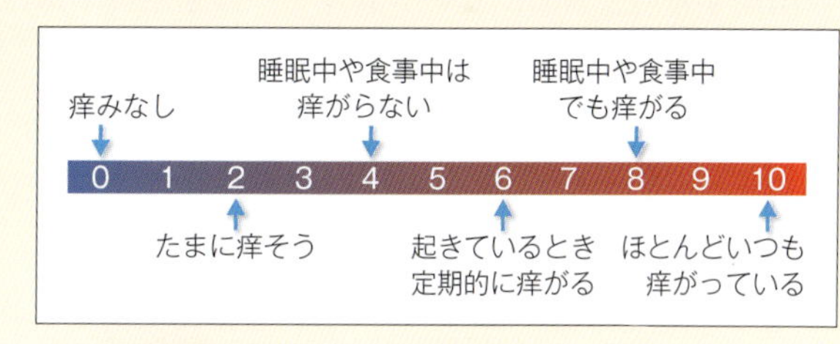

図 痒み評価における VAS スコア
（文献 6 より引用）

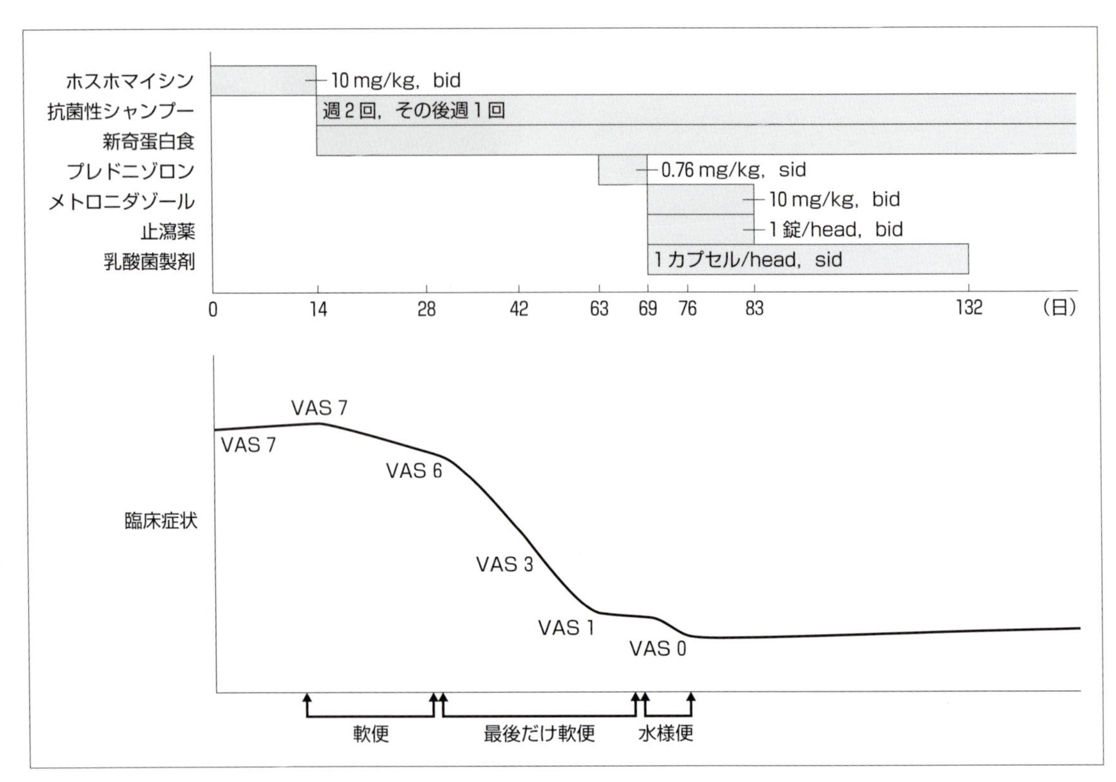

図5　主な治療と経過

食物アレルギーの治療のポイント

概要および臨床症状

食物アレルギーと犬アトピー性皮膚炎の症状は，同じ痒みである。大きな違いは，犬アトピー性皮膚炎が梅雨時から秋口（主な原因とされているハウスダストマイトが増える時期）に季節性に増悪するのに対し，食物アレルギーは通年性であることである。また，食物アレルギーでは痒み症状のグルココルチコイドに対する反応は弱い。

食物アレルギーの発症年齢は，若年時（1歳未満）が比較的多いとされている。発症部位は，頭部（耳，眼周囲），肢端部，鼠径部，肛門周囲，腰背部で[3]，局所的なものから，汎発性のものまで認められる。一般的に臨床像のみで犬アトピー性皮膚炎と食物アレルギーを鑑別するのは困難である[1]。食物アレルギーは10～15%で消化器症状を伴い[2]，嘔吐，下痢，便のにおいの激しさや排便量の増加，便の回数の増加（1日3回以上）などが認められる。

鑑別診断

ノミアレルギー性皮膚炎，疥癬，毛包虫症，食物アレルギー，犬アトピー性皮膚炎

診断

皮内反応検査，抗原特異的血清IgE検査の信頼度は低い。リンパ球反応検査は除去食を選択する指標になる可能性があるとされるが，食物アレルギーの確定診断および除外診断にはならない。除去食試験による症状の改善と，食物負荷試験による症状の再発を確認して確定診断とする。

除去食試験を行う際の選択肢には加水分解蛋白食，新奇蛋白食，自家食がある。家族から食事歴を聴取し，症例に応じたものを処方する。除去食試験期間中は，おやつや果物，野菜などの副食は中止し，除去食と水のみを与える。痒み症状は2～3週間である程度改善が認められ，犬では5週間で80%，8週間で90%の症例が寛解に至ると報告されている[5)]。症状の改善が認められた場合は，食物負荷試験として今まで食べていた食事を1つずつ与え，再発を確認することで，何の成分に対してアレルギーを起こしているか確定診断を下すことができる。

インフォームおよび治療

本症例では，初診時の問診，現病歴からグルココルチコイドなどの一般的な犬アトピー性皮膚炎に対するアプローチではまったく改善せず，6カ月齢から続く季節性のない皮膚症状に消化器症状が伴っていたことが聴取されたことに加え，脱毛部は腰背部，肛門周囲に及んでおり，これらのことから食物アレルギーが強く疑われた。幸い前医に詳細な治療歴を確認でき，家族の投薬や除去食に対するコンプライアンスも非常に高いと考えられたことから，グルココルチコイドなど痒みに対する治療はすべて中止し，除去食試験を提案した。

本症例では除去食の選択の指標とされる抗原特異的血清IgE検査，リンパ球反応検査の結果はすべて陰性で，何も手がかりが得られなかった。そのため，これまで与えられた履歴がない魚のみが蛋白源として使用されているジェーピーダイジェステティブスタイル アレルゲンセレクトカットを選択した。

除去食試験の実施期間は，犬において85%の症例で5週間，95%の症例で8週間を要し，なかには13週間を要する症例も存在する[5)]。除去食試験中の犬の家族は痒みが続くことはある程度容認できるが，嘔吐や軟便などの消化器症状に対して過敏になることが多いため，家族に食事の変更を迫られることがある。本症例では，皮膚の痒み症状は3週目でほぼ消失したが，消化器症状は10週目まで断続的に続いた。近年の報告では，慢性的に消化器症状のある動物では除去食試験の基準的な期間が決まっておらず，食物有害反応の症例に関して最初の2週間で部分的な反応がみられることが予想されるが，著しい消化管の炎症がある犬では，臨床症状が完全寛解するのに6週間かかるかもしれないとされている[4)]。これらのことから，消化器症状が続いていても，8～10週間は食事を変更せずしばらく経過観察することが重要であると考えられた。

すべての食物アレルギーに効果のある万能な処方食は存在しない。したがって，ひとつの処方食が無効でも，より改善が見込める可能性の高いフードから順に，前述の期間，除去食試験を行う必要がある。除去食として加水分解蛋白食を選択する場合は，同じ分子量の蛋白源や加水分解前のもととなる蛋白源も食事歴に含まれないものを選ぶことが原則である。また，新奇蛋白食として販売されているフードのなかから成分表記されていない蛋白源が検出されたとの報告[5)]もあることから，処方食を選択する際には，そのことについて十分注意する。

本症例では除去食療法のみで痒みと消化器症状の改善が認められたため，食物アレルギーと診断した。この後は通常，食物負荷試験を実施しアレルゲンを特定するべきであるが，家族がそれを拒否したため，行うことはできなかった。

■参考文献

1） Chesney CJ. Food sensitivity in the dog: a quantitative study. *J Small Anim Pract.* 43: 203-207, 2002.

2） Merchant SR, Taboada J. Food allergy and immunologic diseases of the gastrointestinal tract. *Semin Vet Med Surg.* 6: 316-321, 1991.

3） Miller W, Griffin C, Campbell K. Muller and Kirk's Small Animal Dermatology, 7 ed. Elsevier Saunders. 2013.

4） Mueller RS, Unterer S. Adverse food reactions: pathogenesis, clinical signs, diagnosis and alternatives to elimination diets. *Vet J.* 236: 89-95, 2018.

5） Olivry T, Mueller RS, Prelaud P. Critically appraised topic on adverse food reactions of companion animals (1): duration of elimination diets. *BMC Vet Res.* 11: 225, 2015.

6） 横井愼一．オクラシチニブ（アポキル®錠）によるアトピー性皮膚炎の治療：伴侶動物治療指針 Vol.8～臓器・疾患別　最新の治療法33～．石田卓夫監修．緑書房．2017，pp297-308.

Case 03

薬剤耐性黄色ブドウ球菌の認められた犬の症例

かどやアニマルホスピタル
門屋美知代

03

症例データ

品種：ミニチュア・ダックスフンド
性別：未避妊雌
初診時年齢：8歳
飼育環境：室内飼育，同居動物なし
散歩：1日2回程度
食事：他院で勧められた皮膚疾患用療法食。副食は基本なし（厳密ではない）
シャンプー：自宅で月1回実施
予防：混合ワクチン，フィラリア予防
ヒストリー：皮膚以外の疾患による他院受診歴なし

初診

1. 問診

3歳頃より体幹・腹部・尾部などに紅斑を伴う痒みが認められるようになり，他院を受診していた。食物アレルギーと診断され療法食，抗菌薬の経口投与および薬浴（使用薬剤については不明）を数年間にわたり継続していた。投薬中は症状が軽快するものの，休薬による再発を繰り返しており，投薬の効果も徐々に低下してきた。

2. 検査

(1) 身体検査

全身性の瘙痒があり，体幹，下腹部と後肢内側に脱毛と痂皮を伴う表皮小環が広範囲に認められた（図1）。肢端にも紅斑，脱毛が認められた。マダニなど外部寄生虫は発見できなかった。

(2) 皮膚検査

体幹の脱毛部位の押捺塗抹材料の細胞診では多数の球菌および変性好中球が認められた（図2）。スクレーピングでは異常は認められなかった。

3. 診断およびその根拠

細胞診で球菌が増加していたため，直接的には「膿皮症」であると診断したが，原発性か続発性かは不明であった。前医での抗菌薬の治療に反応が弱いことから，基礎疾患を持っている可能性もあった。皮疹の形態より，皮膚糸状菌症，毛包虫症も否定できなかった。

4. インフォーム

球菌主体の細菌増殖がみられたため，第1世代セファロスポリン系抗菌薬の経口投与をあらためて行うことを提案した。抗菌性シャンプー剤によるシャンプーも週1回程度行うことを推

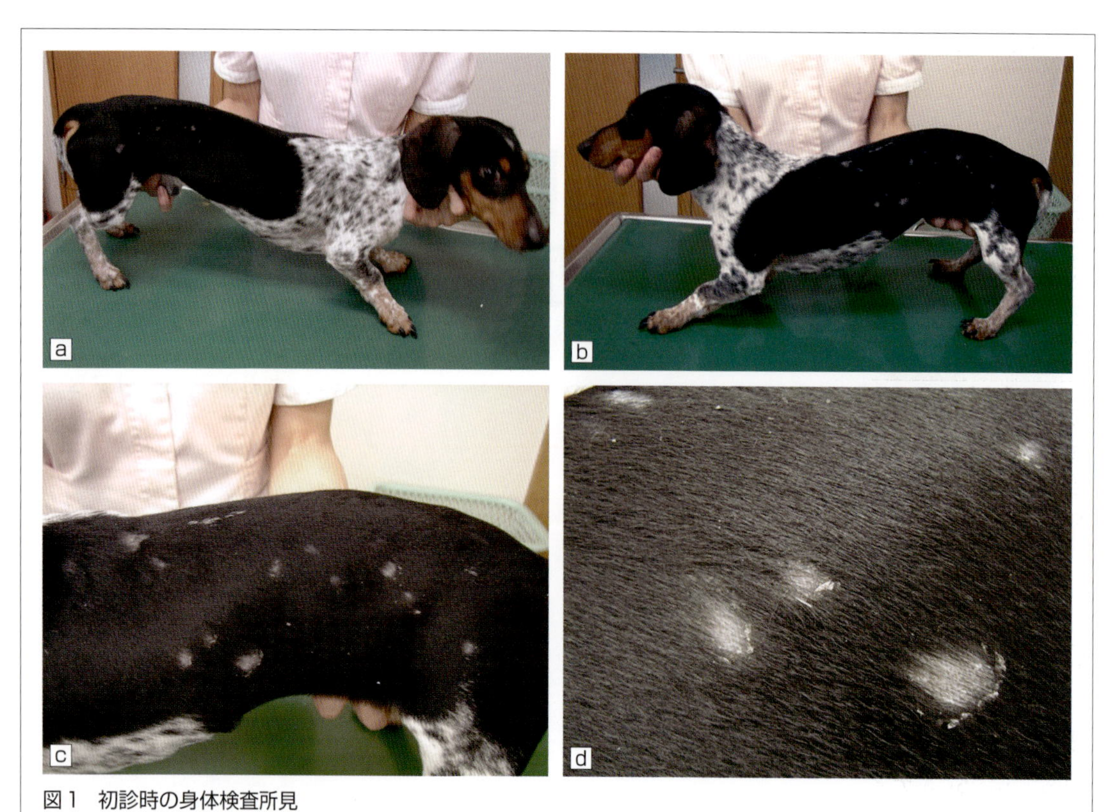

図1　初診時の身体検査所見

全身性の瘙痒および体幹，下腹部と後肢内側に脱毛と痂皮を伴う表皮小環が広範囲に認められた（a～d）。肢端にも紅斑，脱毛が認められた。

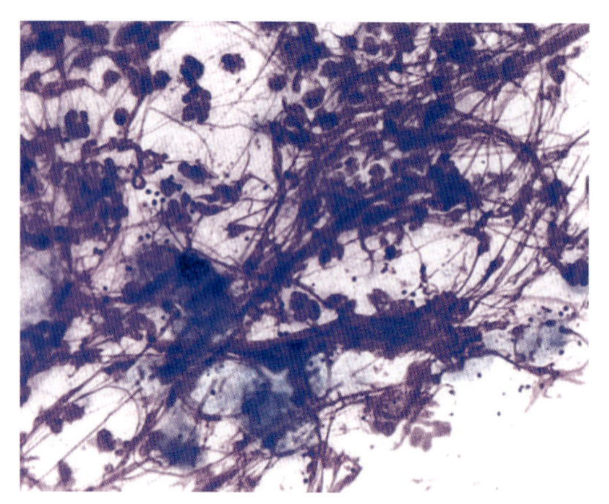

図2　初診時の押捺塗抹材料の細胞診所見

多数の球菌および変性好中球が認められた。

奨した。経過が長く，前医で使用されていた薬剤がわからないため，念を入れるのであれば細菌培養および薬剤感受性検査，病理組織学検査を行うが，セファロスポリンの反応をみてからでもよいと伝えた。抗菌薬投与のみで改善がみられない場合，皮膚糸状菌症，毛包虫症も疑われるため，その場合は前述の検査をすべてもしくは順に行う必要があると説明した。

5. 追加検査

家族はできる限りの検査を行うよう希望したため，細菌培養および薬剤感受性検査，病理組織学検査を実施した。

表　細菌培養および薬剤感受性検査結果

薬剤名	*Staphylococcus aureus*
アモキシシリン	R
アンピシリン	R
セファクロル	S
セファゾリン	S
セファレキシン	S
セフロキシム	S
オフロキサシン	R
ゲンタマイシン	S
クリンダマイシン	S
リンコマイシン	S
エリスロマイシン	S
クラリスロマイシン	S
ミノサイクリン	S
ST 合剤	S

R：耐性，S：感受性

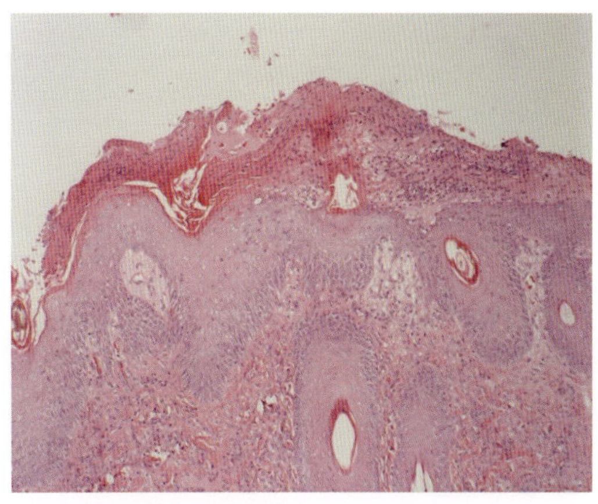

図 3　病理組織学検査所見

痂皮内のグラム陽性球菌および変性好中球，表皮および真皮浅層の好中球を主体とするびまん性の炎症細胞浸潤が認められ，膿皮症と診断された。

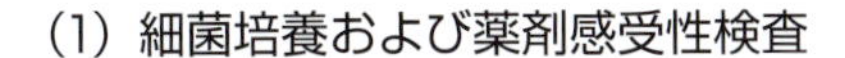

(1) 細菌培養および薬剤感受性検査

腹部の病変部より滅菌スワブを用いて検体を採取し，細菌培養および薬剤感受性検査を検査機関（㈱LSI メディエンス）に依頼した。その結果，黄色ブドウ球菌 *Staphylococcus aureus* が検出された（表）。

(2) 病理組織学検査

肩甲部・腹部・大腿部・背部の合計 4 箇所より 6 mm の生検トレパンを用いて生検し，検査機関に依頼した。痂皮内のグラム陽性球菌および変性好中球，表皮および真皮浅層の好中球を主体とするびまん性の炎症細胞浸潤が認められ，細菌性膿皮症と診断された（図 3）。

6．治療

追加検査の結果が出るまで抗菌薬の経口投与を行うこととし，セファレキシンを 30 mg/kg，経口，1 日 2 回で処方した。また生検部位の回復を待って，クロルヘキシジン含有の抗菌性シャンプー剤（ノルバサン® シャンプー：㈱キリカン洋行）を用いた週 1 回のシャンプーを開始した。

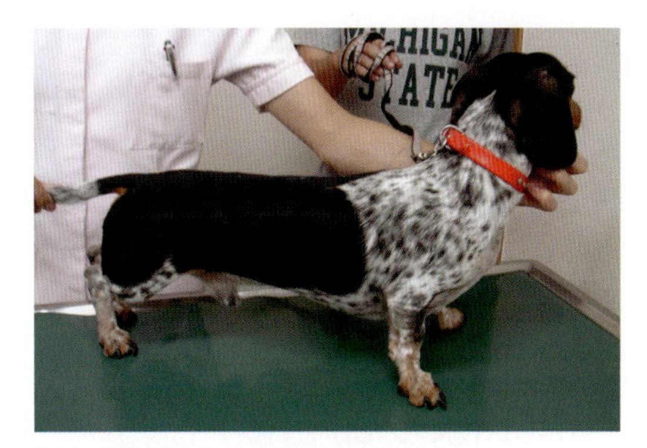

図 4　初診時より 21 日後の身体検査所見

全身性の瘙痒の消失および腹部の被毛の再生が認められ，症状が改善した。

再診 2 回目（初診時より 21 日後）

1．経過

全身性の瘙痒の消失および腹部の被毛の再生が認められ，症状が改善した。

2．検査

(1) 身体検査

発毛がみられ，とくに異常はなかった（図 4）。

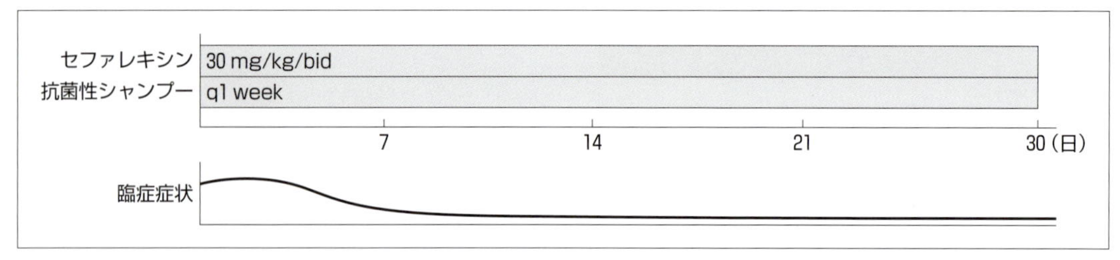

図5　主な治療と経過

bid：1日2回，q1 week：1週間おき

(2) 皮膚検査

腹部病変の押捺塗抹材料の細胞診ではいずれも球菌は陰性であった。スクレーピングではいずれも異常はなかった。

3. 治療

球菌は減少しており，抗菌薬の効果が認められた。前医でも抗菌薬を処方されたのに再発を繰り返していることから，もうしばらく抗菌薬の投与，シャンプー（週1回）を継続することとし，抗菌薬を1週間追加処方した。

再診3回目（初診時より30日後）

1. 経過

とくに異変はなかった。

2. 検査

(1) 身体検査

発毛が進み状態はよかった。

(2) 皮膚検査

押捺塗抹材料の細胞診で球菌は認められなかった。

3. 治療

臨床症状の改善が認められるため，治療を終了とした。

膿皮症の治療のポイント

概要

膿皮症は皮膚において細菌が増殖することにより起きる細菌性皮膚疾患であり，感染の生じている深さによって，表面性膿皮症，表在性膿皮症，深在性膿皮症に分類される。表面性膿皮症の多くは，皮膚内ではなく皮膚表面で細菌の増殖が起きるため，真の膿皮症ではないとされている。また表在性膿皮症と深在性膿皮症を分ける明確な皮膚の深さの基準はない。犬の表在性膿皮症は原発として起きることはまれで，外部寄生虫の感染やアレルギー，内分泌疾患，脂漏症などの基礎疾患に続発することが多い。原因菌は黄色ブドウ球菌 *Staphylococcus aureus* から分かれて分類された *S. pseudintermedius* がほとんどであり，少数ではあるが，*S. schleiferi*，*S. aureus*

も起因菌となることがある。温暖多湿な季節に発症が認められることが多いが，とくに季節性や好発犬種はない。

臨床症状

通常，痒みを伴い，原因菌の違いによって症状が異なることはない。毛包一致性の丘疹あるいは小型の膿疱がみられる。これらは拡大および癒合して，表皮小環を形成する。表皮小環は環状の皮疹で周囲に拡大する傾向があり，中心部は概して治癒傾向にあるか，色素沈着がみられる。脱毛，痂皮，鱗屑を伴うこともある。

鑑別診断

多型紅斑，皮膚糸状菌症

診断

ほとんどの場合，特徴的な皮疹と押捺塗抹材料の細胞診により診断可能である。丘疹，表皮小環，注射針でつぶした膿疱などをスライドグラスに擦り付け塗抹する。ドライヤーで乾燥後メタノールで固定し，Diff-Quik® などの Romanwsky タイプの染色液を用いて染色する。材料中に球菌，好中球の球菌貪食像，変性好中球などが観察される。

インフォームおよび治療

膿皮症の治療の基本は，適切な全身性抗菌薬の投与と抗菌性シャンプー剤による外用療法である。原因菌に感受性のある抗菌薬を選択し，治療に有効な投与量，投与間隔，投与期間で使用することが大切である。膿皮症では *S. pseudintermedius* が原因菌であることがほとんどなので，初診時には必ずしも細菌培養検査を行う必要はなく，第一選択薬として，第 1 世代セフェム系抗菌薬などが，準第一選択薬としてセフォベシン，セフポドキシムが推奨される。最低 3 週間は投与し，それ以上投与する場合も，症状が消失してから 1 週間は継続することが再発を防ぐポイントとなる。十分な治療効果が得られなかった場合は，再び細胞診ならびに細菌培養および薬剤感受性検査を行い，その結果に基づいて抗菌薬を選択する。

今回，難治性の膿皮症と思われる症例に遭遇したが，他院にて数年におよぶ抗菌薬の長期投与を行っているのに改善がみられないため，ほかの瘙痒症が併発している可能性を考慮し，いくつかの追加検査を行った。細菌培養検査を行ったところ *S. aureus* が検出され，薬剤感受性検査をもとにセファレキシンを使用することにより症状が改善した。また獣医療で頻繁に使用されているオフロキサシン，アモキシシリンなどに耐性を示したことより，これらの薬剤が長期間投与されていた可能性が示された。近年は多剤耐性菌，メチシリン耐性菌による膿皮症の報告も増えており，難治性の場合には薬剤感受性検査などの追加検査も必要であると考えられた。

S. aureus は人と動物に共通の病原体であるが，膿皮症の犬から分離された *S. aureus* が家族へ感染した報告はないため，感染予防としてとくに家族に指導していることはない。しかし，膿

皮症の治療および再発予防のために行うシャンプー剤に水分が混入したり，開封してから長期間経つものを使用すると，効果が消失するどころか症状の悪化を招く恐れがある。そのため，1～2回程度のシャンプーで使いきれるよう小分けにしてから使用し，開封後はなるべくすみやかに使いきるように指導している。

03

Case 04

多発した膿疱が真の原因をわかりにくくした犬の症例

薮添動物病院
薮添敦史

症例データ

品種：ヨークシャー・テリア
性別：未避妊雌
初診時年齢：12歳
飼育環境：室内飼育，同居動物なし
散歩：1日2回
食事：一般食（市販のドライフード）
予防：フィラリア・ノミ予防（ネクスガード® スペクトラ：ベーリンガーインゲルハイム アニマルヘルス ジャパン㈱）
ヒストリー：3歳頃から夏季に皮膚炎を発症し，他院にてプレドニゾロン，抗菌薬の経口投与で改善していた

初診

1. 問診

1カ月前から皮膚炎を発症し，他院でプレドニゾロン，セファレキシンの経口投与を行ったが改善せず自主的に当院へ転院した。毎年，夏季に皮膚炎を発症し，同様の治療で改善していたが，今回は改善せず徐々に悪化してきた。痒みは症状に伴って徐々に増悪してきた。

2. 検査

(1) 身体検査

背部および体幹の被毛は薄くなり，被毛をかき分けると丘疹，血膿，痂皮，鱗屑が認められた（図1）。腹部にはびまん性に鱗屑および色素沈着が，一部に丘疹が認められた（図2）。尾根部および肛門周囲には脱毛，びまん性の色素沈着が認められ，厚い鱗屑に覆われていた（図3）。

(2) 皮膚検査

膿疱内容物の塗抹材料を簡易染色で観察すると，多数の好中球，好酸球，マクロファージ，組織球様細胞が認められた（図4）。明らかな菌体は検出されなかった。被毛の鏡検およびスクレーピングでは異常は認められなかった。

(3) 細菌培養検査

膿疱内容液を採材し，院内で簡易的な好気性細菌培養検査を実施したが，結果は陰性であった。

(4) 血液検査・血液化学検査

血液検査ではヘマトクリット値（Ht）が39％と軽度に低下していたが，血液化学検査ではとくに異常は認められなかった。

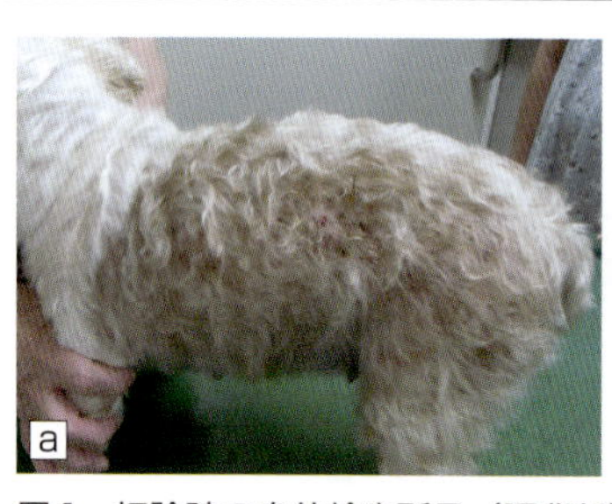

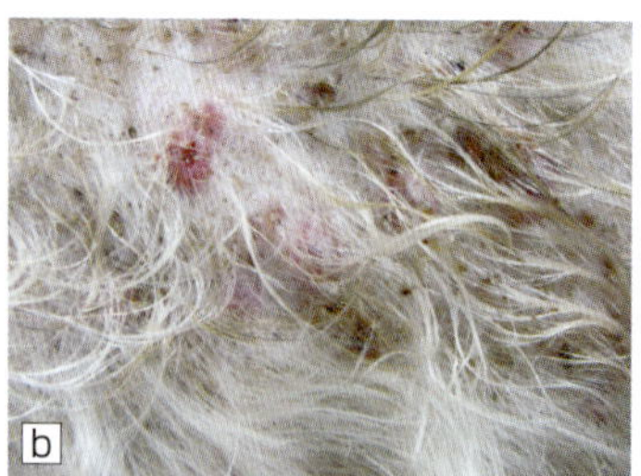

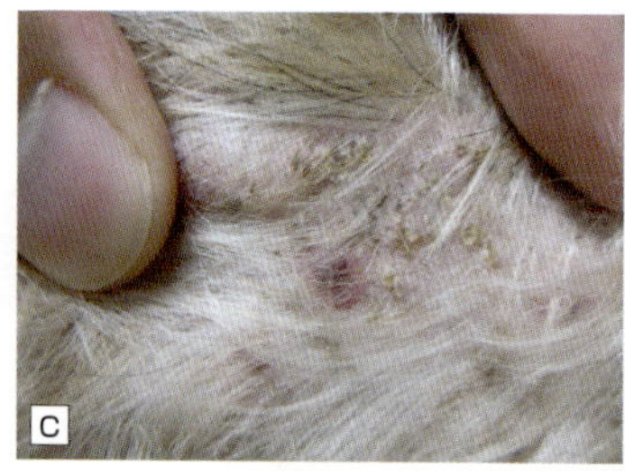

図１　初診時の身体検査所見（腰背部）

体幹，腰部，背部の被毛が薄く丘疹，痂皮が認められた（a)。病変は大型の丘疹と膿疱（血膿）で（b)，膿疱周囲に鱗屑も観察された（c)。

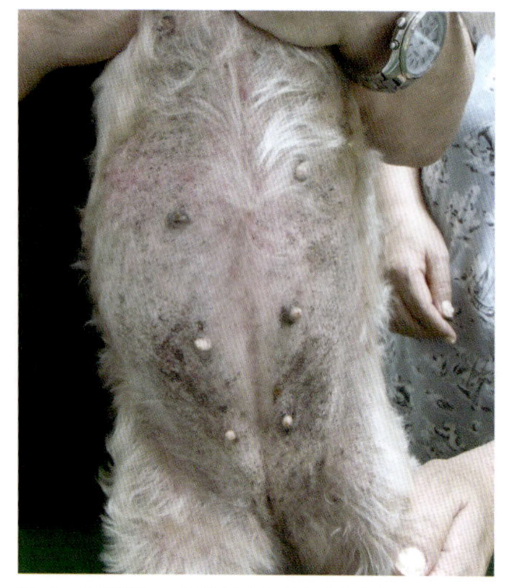

図２　初診時の身体検査所見（腹部）

びまん性に色素沈着が認められ，丘疹および鱗屑も観察された。

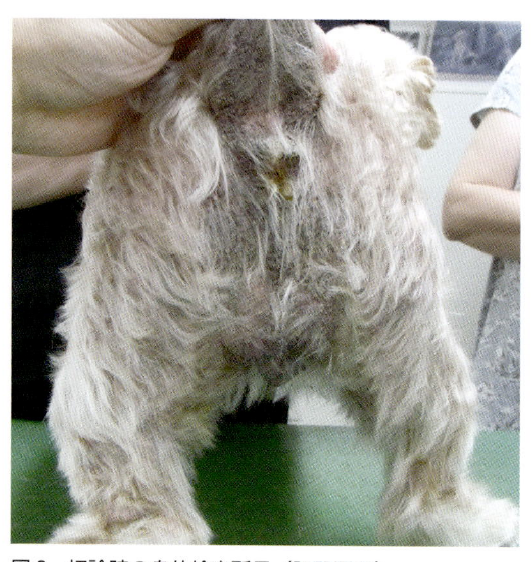

図３　初診時の身体検査所見（肛門周囲）

色素沈着と厚い鱗屑が認められた。

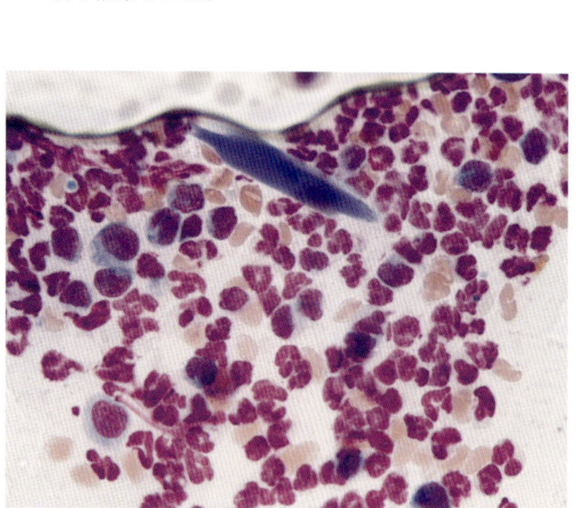

図４　膿疱内容物の細胞診所見

多数の非変性好中球に組織球が混在していた。

3. 診断およびその根拠

膿疱主体の病変であったため細菌感染症，とくに深在性膿皮症を第一に考えた。しかし，膿疱内容物から細菌は検出されず，組織球様細胞が確認されたため，ほかの鑑別疾患として無菌性結節性脂肪織炎，無菌性化膿性肉芽腫性炎などの無菌性の炎症性疾患も検討した。

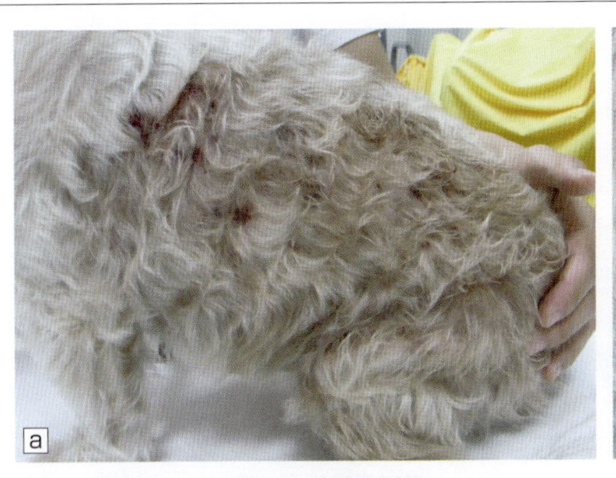

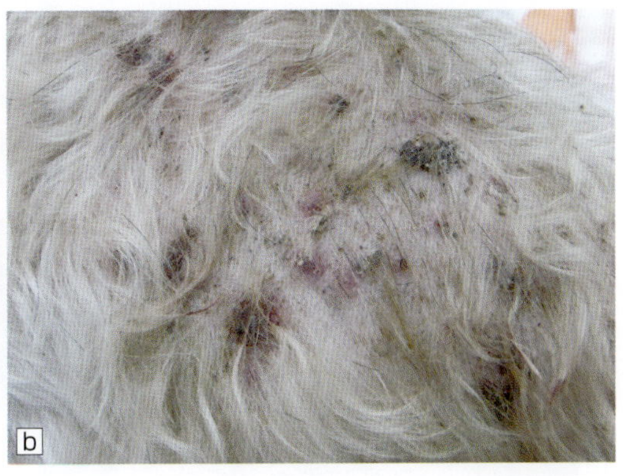

図5　初診時より2日後の身体検査所見
膿疱が自壊し出血していた（a）。膿疱（血膿）が増加していた（b）。

4．追加検査・治療

追加検査として病理組織学検査を提案し，1週間後に実施予定とした。その間にできるだけ細菌感染の可能性を除外するため，抗菌薬治療を開始した。細菌培養検査結果が得られるまでの間は，オルビフロキサシンを6 mg/kg，経口，1日1回で処方した。この抗菌薬を選択した理由は，前医においてセファレキシンで治療されていたが効果が乏しかったためである。

再診1回目（初診時より2日後）

1．経過

1週間後に皮膚生検を予定していたが，痒みが悪化してきたため2日で来院した。

2．検査

増加した膿疱が自壊し出血していた（図5）。再度膿疱内容物の塗抹材料を簡易染色にて観察したが，菌体は検出されなかった。

3．追加検査・治療

予定を変更し皮膚生検を実施した。この時点で細菌感染症の可能性は低いと考え，先に鑑別疾患で挙げた無菌性炎症性疾患の可能性を疑った。そこで病理組織学検査結果が得られるまでの間，メチルプレドニゾロンを1 mg/kg，経口，1日1回で処方した。

再診2回目（初診時より7日後）

1．経過

メチルプレドニゾロンの投与を開始後，膿疱および痂皮は減少し，痒みも改善した（図6）。

2．検査

病理組織学検査では，表皮表層から真皮深層にかけて多数の好中球とリンパ球，組織球，形質細胞が浸潤し，表層では膿疱を形成していた（図7a）。毛包周囲にも同様の細胞が浸潤し，一部では毛包が破壊されていた。真菌染色において毛皮質内に糸状菌要素が認められた（図7b）。

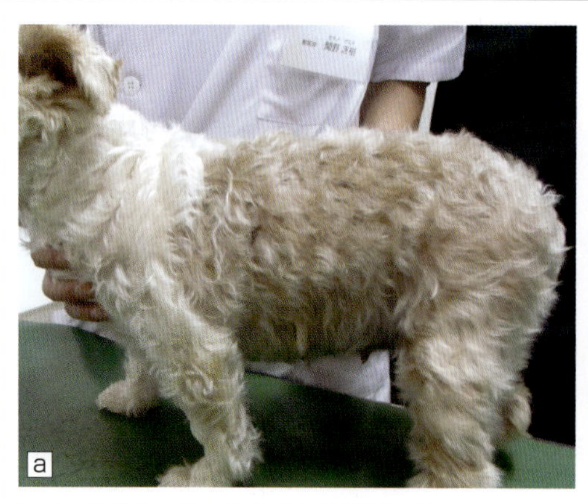
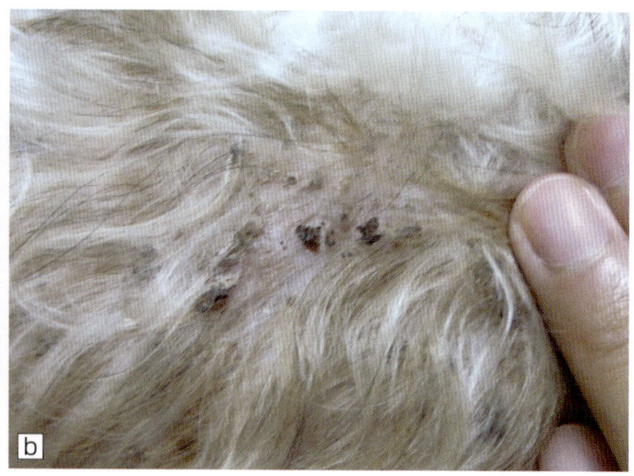

図 6 初診時より 7 日後の身体検査所見
グルココルチコイドの使用により一時的に病変が改善し，膿疱が痂皮化した（a, b）。

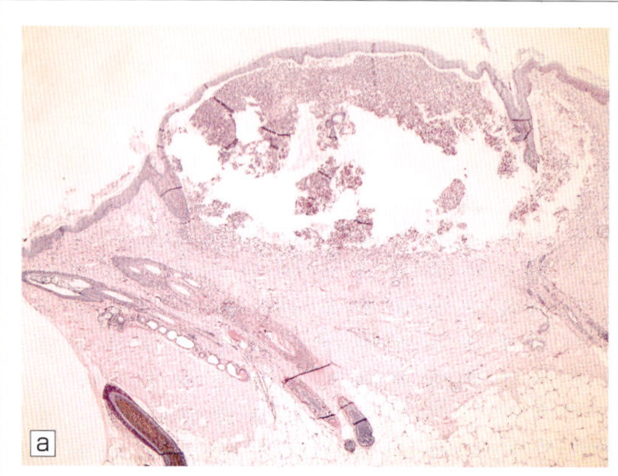
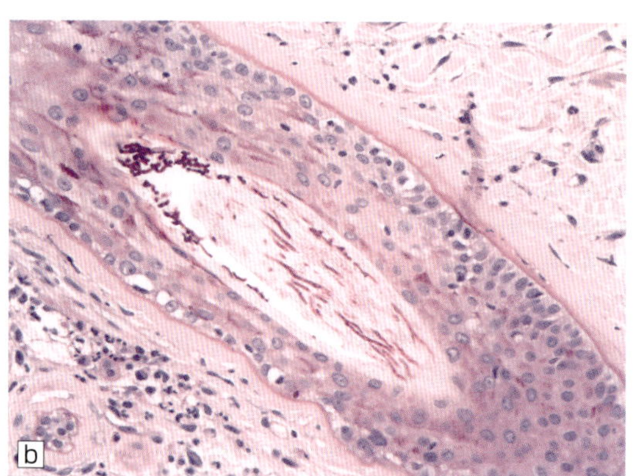

図 7 病理組織学検査所見
PAS 染色。表皮下に大型の膿疱が形成され（a），拡大像では毛皮質内に紫色に染色された糸状菌要素が認められた（b）。

3. 診断およびその根拠

病理組織学検査の所見より「皮膚糸状菌症」と診断した。

4. 追加検査・治療

診断が皮膚糸状菌症であったため，グルココルチコイドは病状を悪化させる恐れがあり中止する必要があると説明した。症状が改善したのはグルココルチコイドによって一時的に炎症が緩和したことによるもので，皮膚糸状菌に対する治療としては真逆であるとも説明した。この日からイトラコナゾールを 7 mg/kg，経口，1 日 1 回で開始した。

追加検査として被毛の真菌培養検査を実施し，16 日後に *Microsporum* sp. が検出された。

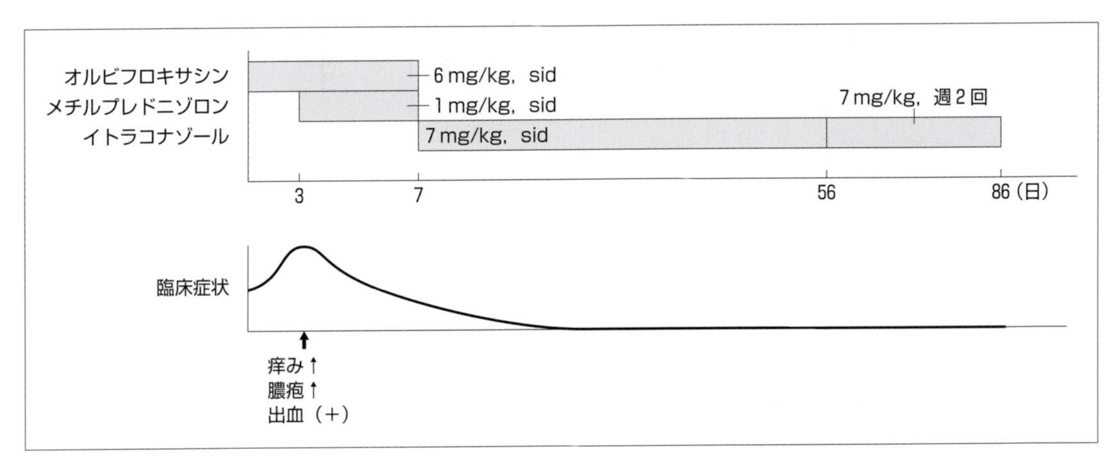

図8　主な治療と経過

sid：1日1回

再診3〜6回目（初診時より14，28，42，56日後）

1. 経過

皮膚の痒みはなく，脱毛も改善してきた。

2. 治療

初診から56日後にイトラコナゾールによる治療をパルス療法に切り替えた。用量は7 mg/kgと同じだが，投薬回数は週に2回の連日投与とした。

再診7回目（初診から86日後）

皮膚病変は認められなかったので，治療を終了とした。

皮膚糸状菌症の治療のポイント

概要

皮膚糸状菌症は被毛や皮膚角質層に皮膚糸状菌が感染して起きる皮膚疾患である。幼犬および幼猫での発症が多いとされ，犬ではヨークシャー・テリアやジャック・ラッセル・テリア，猫ではペルシャが好発品種といわれている。

臨床症状

単発性，多発性，全身性に症状が認められる。脱毛，鱗屑を伴う紅斑が特徴的であるが，痂皮，丘疹，結節など多彩な皮疹が出現する。まれに落葉状天疱瘡のように棘融解細胞を有する膿疱が形成される場合がある。痒みは多くが軽度から中等度であるが，ときおり強い痒みを生じる。

鑑別疾患

毛包虫症，表在性膿皮症との鑑別が必要だが，結節病変の場合は腫瘍，肉芽腫性疾患などが鑑別疾患として挙げられる。

診断

抜毛またはスクレーピングで採取した被毛のサンプルを水酸化カリウム（KOH）水溶液やミネラルオイルに浸漬して鏡検し，真菌の菌糸や胞子が検出されると診断的である。菌種を同定するには真菌培養検査やポリメラーゼ連鎖反応（PCR）検査が必要である。また，病理組織学検査を行わないと診断できない場合もある。真菌培養検査のみで診断することは推奨されず，真菌培養検査は菌種の同定や治療効果の判定に用いる。

本症例の治療における反省点として，確定診断を行う前にグルココルチコイドによる治療を開始したことが挙げられる。膿疱および痂皮が病変の主体で抗菌薬に反応せず，しかも患者の痒みが悪化したことから，見切り発車の状態で治療を開始した。一時的ではあるがグルココルチコイドを使用したことで皮膚病変は改善傾向にあったが，これは単に炎症が緩和されたためだと考えられる。むしろグルココルチコイドの使用によって真菌の増殖が急速に進行する恐れがあったと考えられる。初診時の写真を見返すと尾根部や肛門周囲において脱毛，厚い鱗屑，びまん性の色素沈着などの皮膚糸状菌症を臨床的に疑える病変が認められた。この部位の被毛の鏡検を実施していたら糸状菌の胞子が検出されていた可能性もある。しかし，膿疱および痂皮病変に目がいってしまったために適切な治療が行えなかったと思われた。

インフォームおよび治療

皮膚糸状菌症の治療は局所性の場合には抗真菌薬の外用薬が使用可能である。多発性または全身性の場合には抗真菌薬の経口投与が必要で，イトラコナゾール，テルビナフィン，ケトコナゾール（国内未発売）が使用されることが多い。

治療には長期間の投薬が必要で数カ月におよぶ場合もあるので，その旨を家族にはあらかじめ説明する必要がある。また，臨床症状が改善してすぐに治療を終了すると再燃する危険性があるため，真菌培養検査を2回以上行い陰性であることを確認してから治療を終了するようにする。

本症例では皮膚糸状菌症に対してイトラコナゾールで治療を開始してからは徐々に症状は改善し，約3カ月で治療を終了した。治療の終盤はイトラコナゾールを週に2回投与するパルス療法を行ったが，とくに症状が再燃することはなかった。治療終了のタイミングを計るために真菌培養検査を実施し，陰性であることを確かめるべきであったかもしれないが，今回は実施していない。

Case 05

長期的な抗菌薬投与が緑膿菌の増殖を招いた犬の症例

ひまわり動物病院
河口祐一郎

症例データ

品種：チャウ・チャウ
性別：去勢雄
初診時年齢：2歳2カ月
飼育環境：同居犬1頭
食事：一般食（市販のドライフード），ササミ，鳥肝，クッキー，イモなど

現病歴・治療経過

1歳6カ月頃より眼瞼・耳介に瘙痒が認められるようになった。1歳11カ月時にVetDerm Osaka（VDO）を受診し，外耳炎を伴う犬アトピー性皮膚炎と診断された。

対症療法としてプレドニゾロンを0.5 mg/kg，経口，1日1回で投与し，フロルフェニコール・テルビナフィン・ベタメタゾン含有の外耳炎用点耳薬を使用していたが，症状の改善が確認されたため第42病日に中止していた。

初診

1．問診

投薬の中止から28日後に膿皮症と外耳炎が再発した。

2．検査

(1) 身体検査

耳道は重度に狭窄しており，垂直耳道に膿性滲出液が認められた。狭窄のため鼓膜の確認はできなかった。また，腹部に新たな膿皮症の病変（丘疹）がみられた。

(2) 皮膚検査・耳垢検査

腹部の丘疹の押捺塗抹材料の細胞診にて球菌を，耳垢の塗抹材料の細胞診にて桿菌を認めた。

3．診断およびその根拠

症例は犬アトピー性皮膚炎が基礎疾患にあるため，外耳炎もその症状のひとつであると思われ，「犬アトピー性皮膚炎」の再燃が疑われた。

4．治療

犬アトピー性皮膚炎の再燃が疑われたためプレドニゾロンを使用したかったが，腹部に新たな膿皮症の病変が認められ，耳道内に桿菌が検出されたことから，これ以上の細菌感染の悪化を防ぐために，まずは抗菌薬だけで感染を治療することにした。オルビフロキサシンを4.7 mg/kg，経口，1日1回で2週間処方した。

再診1回目（初診時より2週間後）

1. 経過

瘙痒はさらに悪化し，耳道内には膿性滲出液が認められた。

2. 検査

耳垢の塗抹材料の細胞診にて桿菌，変性好中球が認められた。

3. 治療

抗菌薬の投与を行ったが効果がなかったため，基礎疾患であるアレルギー性疾患への対応も必要であると考えられた。耳道の狭窄を改善させるために，プレドニゾロンの投与とフロルフェニコール・テルビナフィン・ベタメタゾン含有点耳薬の使用を再開した。また，食物アレルギーが関与している可能性も考慮し，新奇蛋白食（ジェーピースタイルダイエテティクスアレルゲンセレクトカット〔ドライタイプ〕：日清ペットフード㈱）による除去食試験を2カ月間実施することにした。

再診3回目（初診時より6週間後）

1. 経過

プレドニゾロンを再開したが，耳の瘙痒はさらに悪化し，耳漏を呈していた。フードを食べなかったため，除去食試験は継続しなかった。

2. 検査

(1) 耳垢検査

桿菌，変性好中球が認められた。

表1　1回目の細菌培養および薬剤感受性検査結果

薬剤名	緑膿菌
アモキシシリンクラブラン酸	R
セファレキシン	R
ファロペネム	R
オフロキサシン	S
レボフロキサシン	S
ゲンタマイシン	S
リンコマイシン	R
エリスロマイシン	R
ミノサイクリン	R
クロラムフェニコール	R

R：耐性，S：感受性

(2) 細菌培養および薬剤感受性検査

依然，耳道の感染が続いているため，耳垢を材料として細菌培養および薬剤感受性検査を行ったところ，緑膿菌 *Pseudmonas aeruginosa* が検出された（表1）。

3. 治療

薬剤感受性検査の結果に基づき抗菌薬をオフロキサシンに変更し，また投与経路を点耳とした。オフロキサシン0.3％点眼薬とTris-EDTA洗浄液を1日1回点耳するよう指示した。また，プレドニゾロンは痒みの強いときに0.5 mg/kgを頓服で投与することとした。除去食試験は家族の負担を考え中止した。

再診12回目（初診時より26週間後）

1. 経過

オフロキサシンへの変更，Tris-EDTA洗浄液の追加，プレドニゾロンの投与量および投与回数の調整など治療を試したが，耳漏は続いていた。

2. 検査

(1) 耳垢検査

桿菌，球菌，変性好中球が認められた。

表2　2回目の細菌培養および薬剤感受性検査結果

薬剤名	緑膿菌
アモキシシリンクラブラン酸	R
セファレキシン	R
ファロペネム	R
エンロフロキサシン	R
オフロキサシン	R
オルビフロキサシン	R
アミカシン	S
ゲンタマイシン	S
エリスロマイシン	R
ミノサイクリン	R
ホスホマイシン	R

R：耐性，S：感受性

(2) 細菌培養および薬剤感受性検査

耳漏が改善しないため，2回目の細菌培養および薬剤感受性検査を行った。前回と同様，緑膿菌が検出された（表2）。

3. 治療

薬剤感受性検査結果に基づき点耳する抗菌薬をオフロキサシンからアミカシンに変更した。100 mg/mLの注射液を4倍希釈したものを点耳薬として使用した。また，Tris-EDTA洗浄液とプレドニゾロンの経口投与は継続した。

再診18回目（初診時より36週間後）

1. 経過

アミカシンへ変更したが効果はなく，耳漏は続いていた。

2. 検査

抗菌薬の効果がみられないため，次の手段として全身麻酔下でのビデオオトスコープ（VOS）を用いた耳道内洗浄を行った。耳道内は膿性滲出液が充満し，感染による浸軟とびらんが認められた。耳道内腔の直径は約3 mmであった。鼓膜は炎症があるものの穿孔はなく，中耳炎はなかった。

3. 治療

1カ月ごとに全身麻酔下でVOSによる精査と洗浄を行い，洗浄後はフロルフェニコール・テルビナフィン・ベタメタゾン含有の外耳炎用点耳薬を点耳することとした。また，プレドニゾロンは中止した。

再診28回目（初診時より74週間後）

1. 経過

家族より，VOS洗浄を行うと洗浄後数日間は耳漏と瘙痒の改善がみられたとの報告があったことから，これを9回継続したが耳漏の改善には至らなかった（図1）。

2. 検査

(1) 耳垢検査

桿菌，球菌，変性好中球が認められた。

(2) VOS所見

膿性滲出液，狭窄，浸軟，びらんを認めた（図2）。

3. 治療

重度の耳道狭窄により薬剤が奥深くの患部まで到達していないことが治療効果のみられない原因と考えられたため，イヤーウィック療法（治療のポイント参照）を行うこととした。

アミカシンとデキサメタゾンを2：1で混合した薬液を染み込ませたイヤーウィックを外耳道に2週間挿入し，加えて3日に1回の点耳を行うこととした。併せてプレドニゾロンを0.5 mg/kg，経口，2日に1回で処方した。

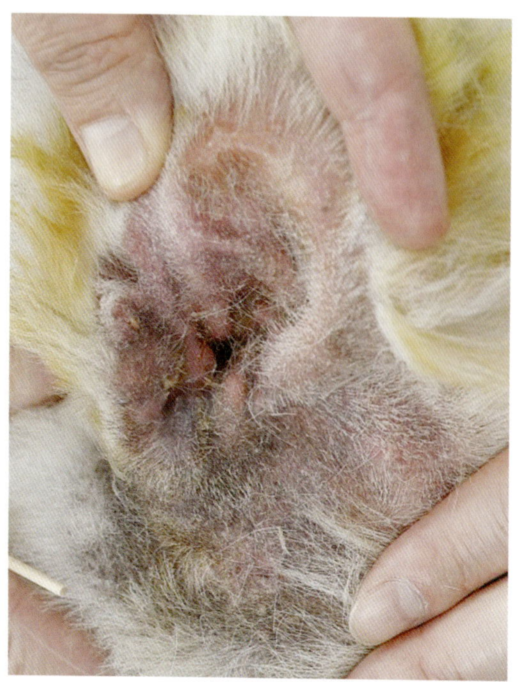

図 1　初診時より 74 週間後の身体検査所見

耳介は重度に腫脹し，耳道入口には膿性滲出液が付着していた。

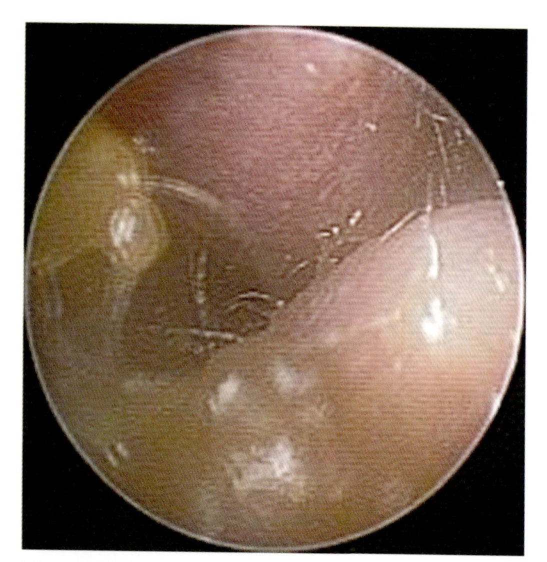

図 2　初診時より 74 週間後の VOS 所見

垂直耳道の状態。膿性滲出液が充満し，耳道の一部にびらんが認められた。

再診 30 回目（初診時より 78 週間後）

1．経過

イヤーウィック療法から 4 週間後には，耳の瘙痒はほぼ消失していた。耳漏もなく，狭窄も軽減した。

2．検査

(1) 耳垢検査

桿菌はなく，球菌，マラセチアの増加が認められた。

(2) VOS 所見

耳道内のびらん，浸軟は消失し，狭窄も改善した。

3．治療

耳漏も改善したことからイヤーウィックの使用は終了し，VOS 洗浄のみを継続することにした。プレドニゾロンの経口投与は週 2 回とした。耳垢の細胞診にてマラセチアが増殖傾向にあったため，イトラコナゾールを 5 mg/kg，経口，1 日 1 回で処方した。

再診 33 回目（初診時より 104 週間後）

1．経過

イヤーウィック治療から 6 カ月経過するが，外耳炎の再発もなく良好であった（図 3）。

2．検査

耳垢検査にてわずかなマラセチアと角化細胞が認められた。

3．治療

再発もないため，VOS 洗浄を 3 カ月に 1 回

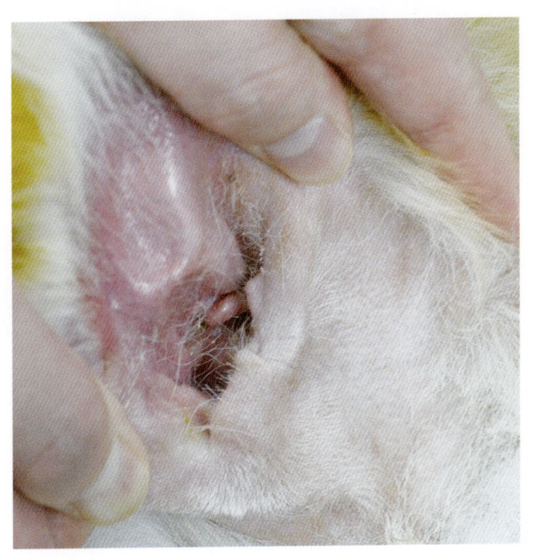

図3　初診時より104週間後の身体検査所見

イヤーウィック療法終了から約6カ月後の耳介。瘙痒，炎症，耳垢はみられなかった。

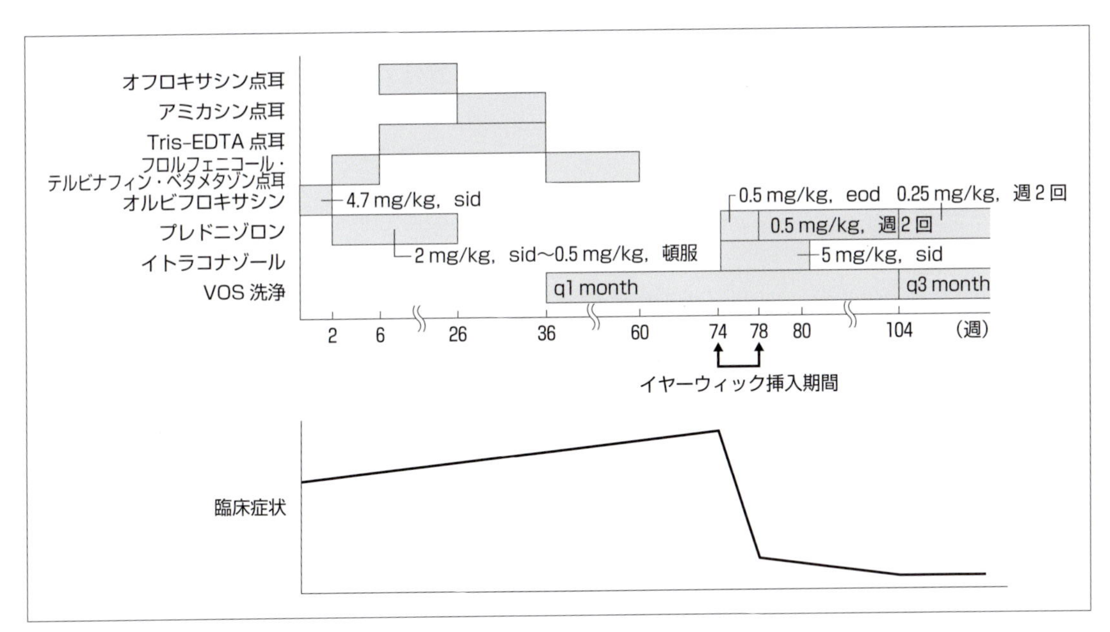

図4　主な治療と経過

sid：1日1回，eod：2日に1回，q○month：○カ月おき

に変更した。プレドニゾロンは0.25 mg/kg，週2回で継続することとした。

以降の経過

VOS洗浄を3カ月ごとに1年間行ったのち，再発がないことから治療を終了とした。

治療のポイント

犬アトピー性皮膚炎に伴う外耳炎はよくみかける症例で，内科的治療で十分に管理されていることが多いと思われる。しかし，本症例の場合，抗菌薬やグルココルチコイドなどの内科的治療に反応がなく，耳垢を徹底的に除去するためにVOSを用いて洗浄を行っても効果がみられなかった。もともと耳道が細く長い犬種であったために，炎症による狭窄によって点耳薬が奥まで届かず，本来の効果を発揮できなかったものと考えられた。さらに長期にわたって抗菌薬の点耳や経口投与を続けていたことで耳道内の正常な常在細菌叢が死滅し，多剤耐性緑膿菌の増殖を助長し，結果的に難治性外耳炎に陥ったものと考えられた。

そこで，水平耳道に抗菌薬を高濃度で長期間作用させる必要があると考え，イヤーウィック療法を用いた。イヤーウィック療法とは，ポリビニルアセタール製の吸水性のよいスポンジに抗菌薬などの点耳薬を染み込ませ，患部に1週間～10日ほど挿入する治療法である。人の外耳道炎治療に用いられる。

本症例では，4週間の使用によって緑膿菌は消失し，瘙痒を改善させることができた。

これらの結果から，イヤーウィックは通常では薬剤の届かない患部において，薬剤の効果を発揮させるのに大変有効であると思われた。

また，難治性外耳炎はさまざまな要因が重なり合って複雑な病態になっていることが多いため，各症例に関わっている因子を探り，それに対し適切に対処することがとても重要であると痛感した。

■参考文献

1) Cannon CR. Surgical applications of the expandable ear wick. *Laryngoscope*. 95: 739-740, 1985.
2) McRae D, Dilkes M, Kenyon G. The Pope Wick as a myringoplasty ear canal dressing. *J Laryngol Otol*. 106: 327-328, 1992.
3) Miller GW. Treatment of acute ear canal stenosis with an expanding cellulose wick. *Arch Otolaryngol*. 104: 55-56, 1978.
4) Paterson S. Ear wicks in veterinary medicine: Part 1. *Comp Anim*. 13: 53-56, 2008.
5) Taylor JS. Otitis externa: treatment using a new expandable wick. *Eye Ear Nose Throat Mon*. 43: 444-445, 1974.

Case 06

腎疾患のための食事療法が皮膚症状の改善につながった犬の症例

かどやアニマルホスピタル
門屋美知代

症例データ

品種：トイ・プードル
性別：去勢雄
初診時年齢：7歳3カ月
飼育環境：室内飼育，同居動物なし
散歩：1日2回程度
食事：一般食（市販のドライフード）。副食としてパン
シャンプー：自宅で月2回実施
予防：ワクチン，フィラリア・ノミ・ダニ予防

初診

1. 問診

数年前から全身の痒みが強く，趾間をよく舐めていた。他院へ通院し，抗菌薬や痒み止めが処方されてきたが，さほど変化がなかった。シャンプーは他院で処方されたシャンプー剤にて自宅で月2回行っていた。食事などの変更はしていなかった。

2. 検査

(1) 身体検査

両側の腋窩から肘部内側にかけて紅斑，脱毛が認められた。痂皮，鱗屑などは認められなかった（図1）。一部に苔癬化および色素沈着も認められた。趾間にも紅斑が認められた。

外部寄生虫は発見できなかった。

(2) 皮膚検査

肘部内側の押捺塗抹材料の細胞診では多数のマラセチアが認められた（図2）。スクレーピングでは異常は認められなかった。

3. 診断およびその根拠

細胞診でマラセチアが増加していたため，「マラセチア性皮膚炎」と診断した。全身を痒がり，四肢端を舐めていたことから，基礎疾患として食物アレルギーもしくは犬アトピー性皮膚炎の可能性も考えられた。

4. 追加検査・治療

マラセチアの増殖がみられたため，抗真菌薬の経口投与と定期的な抗真菌性シャンプー剤の使用を行うこととした。イトラコナゾールを5 mg/kg，経口，1日1回で処方し，シャンプーは症状の改善がみられるまで週2回行うこ

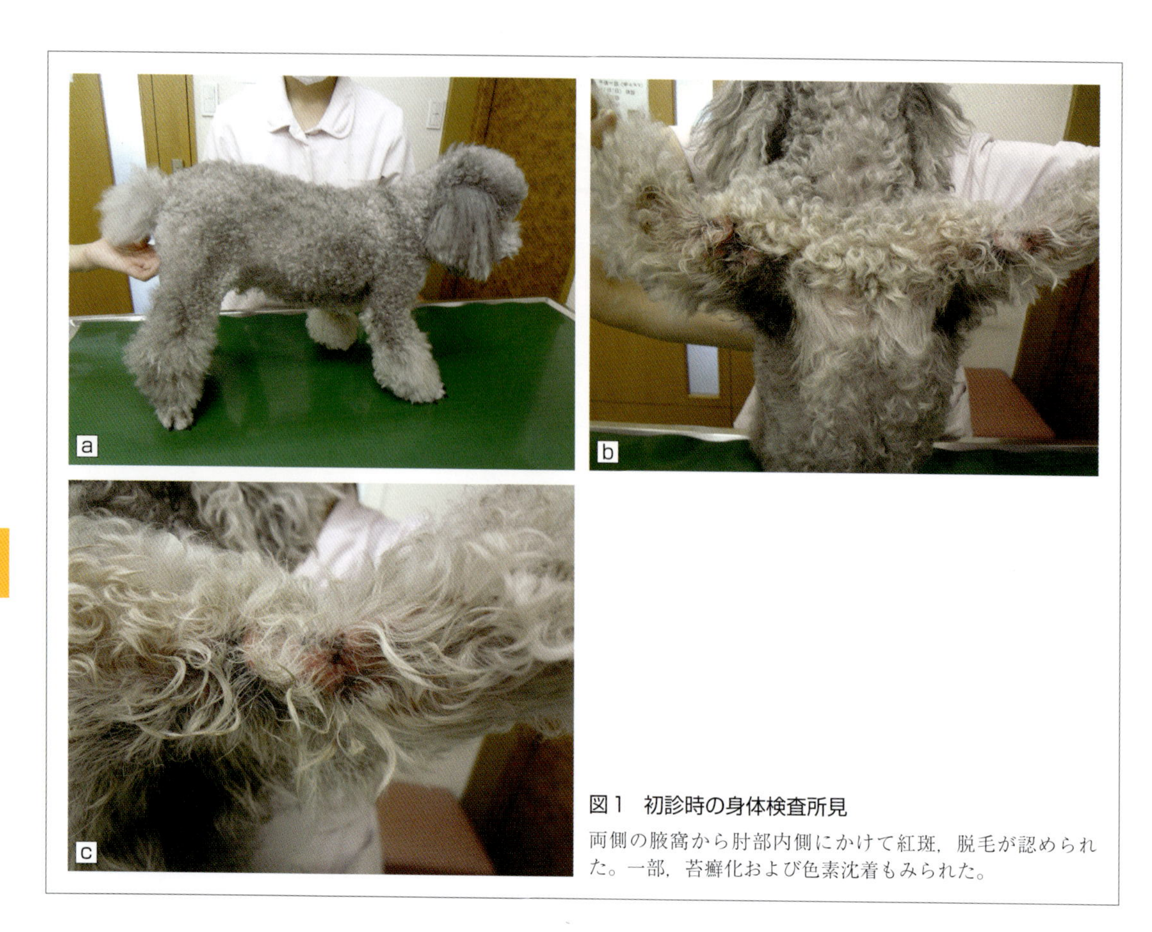

図1　初診時の身体検査所見
両側の腋窩から肘部内側にかけて紅斑，脱毛が認められた。一部，苔癬化および色素沈着もみられた。

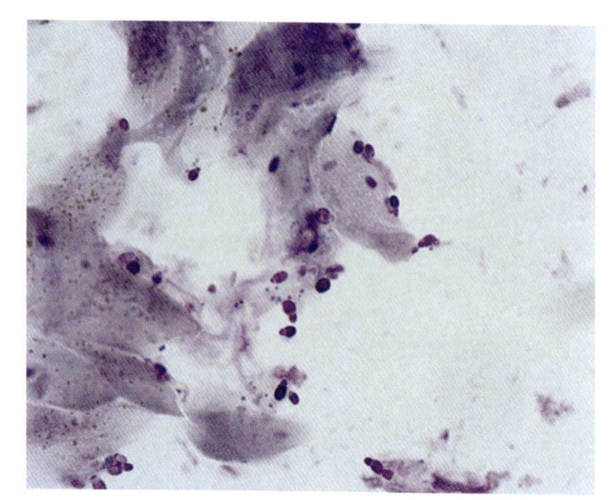

図2　初診時の押捺塗抹材料の細胞診所見
押捺塗抹標本では多数のマラセチアが認められた。

とを推奨した。アレルギー性疾患の可能性もあるが，鑑別はマラセチア性皮膚炎の治療の反応をみた後でもよいと伝えた。抗真菌薬投与のみで改善がみられない場合はアレルギー検査，除去食試験などを行う可能性があることを伝えた。

再診1回目（初診時より14日後）

1. 経過

症状が明らかに改善したが，体幹の痒みは変わらなかった。

2. 検査

(1) 身体検査

腋窩および肘部病変の明らかな改善がみられた。

(2) 皮膚検査

腋窩および肘部腹側の押捺塗抹材料の細胞診

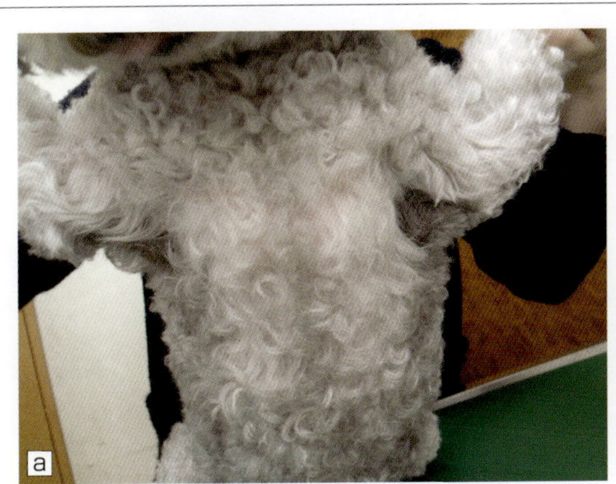

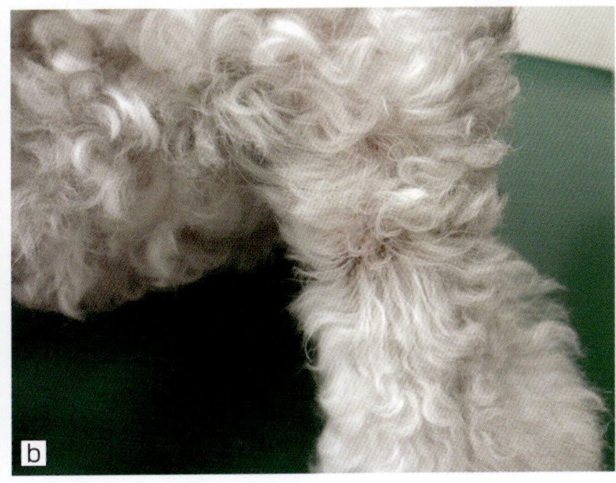

図3　初診時より2カ月後の身体検査所見

腋窩から肘部内側にかけての紅斑，脱毛，苔癬化，色素沈着はやや改善し，痒みも減少した。

ではマラセチアの数が初診時よりかなり減少していた。スクレーピングでは異常はなかった。

3. 診断およびその根拠

2週間の投薬を経てマラセチアが減少したにもかかわらず臨床症状に改善がみられなかったことから，ほかの瘙痒性疾患を持つ可能性が高いと考えた。病変の分布から，食物アレルギーもしくは犬アトピー性皮膚炎の可能性が示唆された。

4. 追加検査・治療

マラセチアは減少しており，抗真菌薬およびシャンプーの効果が認められる旨を伝えた。食物アレルギーもしくは犬アトピー性皮膚炎を併発している可能性を伝え，抗真菌性シャンプー剤は継続のうえ，アレルギー検査，除去食試験などを再度提案した。早急に痒みを抑えるのであればプレドニゾロンが有効で，その後，長期的な管理が必要であれば，副作用の少ないオクラシチニブが有効かもしれないと伝えた。

家族は嗜好性の問題で除去食試験は難しく，アレルギー検査やグルココルチコイド治療までは望まない，とのことであった。

抗真菌薬を終了し，抗真菌性シャンプー剤は10日に1回程度使用するよう指示した。また痒みが我慢できない場合はプレドニゾロンを1 mg/kg，経口，1日1回で3日間程度投薬することとした。

再診2回目（初診時より2カ月後）

1. 経過

全身の痒みはあるが，我慢できる程度であった。抗真菌性シャンプー剤は継続しており，マラセチア性皮膚炎の再発はなかった（図3）。

2. 検査

(1) 身体検査

とくに大きな変化はなかった。

(2) 皮膚検査

押捺塗抹材料の細胞診は陰性であった。

3. 治療

シャンプーのみで小康状態を維持できてい

た。家族は満足していたため，次回の来院は再発時とした。

再診 3 回目（初診時より 1 年後）

1. 経過

2 日前から元気・食欲が減退した。皮膚症状に大きな変化はなかった。全身の痒みは軽度であったが，2 日前からは掻かなくなった。

2. 検査

(1) 血液化学検査

血液化学検査にて血中尿素窒素（BUN），クレアチニン（Cre）が上昇していた（BUN 64.8 mg/dL，Cre 3.2 mg/dL）。

(2) 身体検査

腋窩および肘部腹側の押捺塗抹材料の細胞診，スクレーピングではいずれも異常はなかった。

3. 診断およびその根拠

BUN，Cre の上昇から慢性腎不全と診断した。

4. 治療

3 日間程度入院させ点滴をした後，週 1 回のラクトリンゲルの皮下輸液，アンジオテンシン変換酵素（ACE）阻害薬（ベナゼプリル 0.5 mg/kg，経口，1 日 1 回）の投与を行うこととした。皮膚症状は悪化せず維持できているため，腎不全改善後に中断している抗真菌性シャンプー剤の使用を再開することとした。嗜好性の問題で療法食の給与は難しいとのことであったが，症例が試供品を食べたため，腎疾患用療法食に変更した。

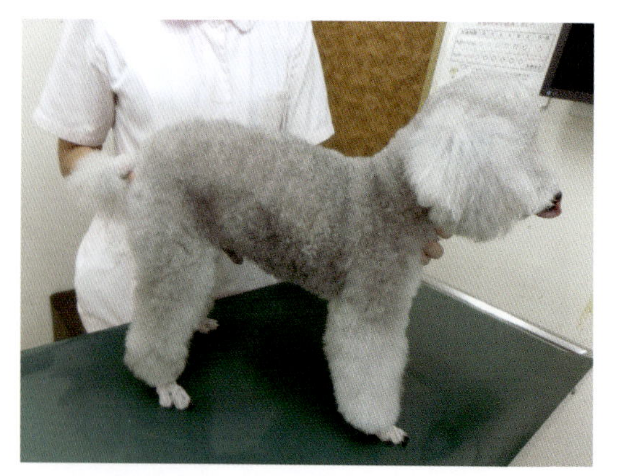

図 4　腎不全発症より 1 カ月後の身体検査所見
腎不全発症後，点滴および経口薬に加え，腎疾患用療法食に変更したところ皮膚の痒みがさらに軽減した。

再診 4 回目（腎不全発症より 1 カ月後）

1. 経過

元気・食欲は回復し，全身性の痒みも軽減した（図 4）。

2. 検査

(1) 血液化学検査

血液化学検査にて BUN，Cre が改善した（BUN 34.2 mg/dL，CRE 2.1 mg/dL）。

(2) 身体検査

腋窩および肘部腹側の押捺塗抹材料の細胞診，スクレーピングでは異常はなかった。

3. 治療

腎不全発症後，腎疾患用療法食に変更したところ皮膚の痒みが軽減したため，そのまま療法食を継続するとともに，抗真菌性シャンプー剤も 10 日に 1 回程度の頻度で再開した。

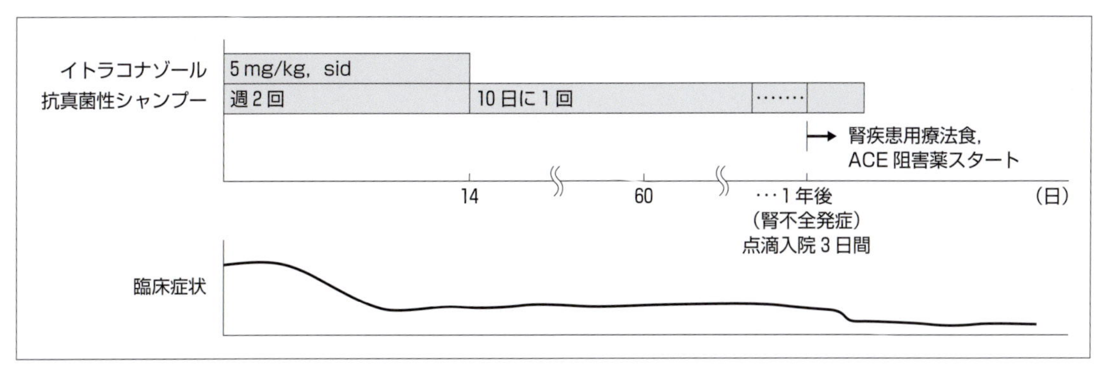

図 5　主な治療と経過

sid：1 日 1 回

マラセチア性皮膚炎の治療のポイント

概要

マラセチア性皮膚炎は，動物の皮膚，口，肛門周囲粘膜，外耳道の表面に常在する酵母菌（マラセチア *Malassezia pachydermatis*）の増殖により起きる皮膚炎で，脂漏性皮膚炎ともよばれる。マラセチアが発育・増殖するためには環境からの脂質が必要であり，何らかの原因によって皮脂の分泌が過剰になると，それを栄養源として過剰増殖し，皮膚や外耳で炎症が惹起され，痒みが起きる。好発犬種として，ウエスト・ハイランド・ホワイト・テリア，コッカー・スパニエル，プードル，ダックスフンド，ボクサー，キャバリア・キング・チャールズ・スパニエル，シー・ズー，ジャーマン・シェパード・ドッグなどが報告されている。そのほか，皮膚の皺壁の多い犬種でも認められやすい。基礎疾患として，犬アトピー性皮膚炎，角化異常症，内分泌疾患，腫瘍などがある。

臨床症状

好発部位は外耳，口唇，鼻，趾間，頚部背側，腋窩，内股，会陰部であり，主な症状は紅斑，痒み，色素沈着，脱毛，脂漏，落屑，苔癬化，外耳道の肥厚，臭気などである。とくに臭気は特徴的で，マラセチアの異常増殖とそれに伴う脂質の代謝亢進を示すものである。また爪の表面が脂っぽくなり爪周囲炎が起きることもある。

鑑別診断

膿皮症，多形紅斑，皮膚糸状菌症，アレルギー性皮膚炎，犬アトピー性皮膚炎

診断

マラセチアの増殖は特徴的な皮疹と細胞診よりほとんどの場合，診断可能である。病変部角質

の押捺塗抹材料を Diff-Quik® もしくはライト染色にて鏡検し，複数のピーナツ状の菌体を検出する。

インフォームおよび治療

角質溶解性もしくは脂質溶解性シャンプー剤を使用し，物理的に皮脂とマラセチアを除去する。クロルヘキシジンもしくはミコナゾール含有の抗真菌性シャンプー剤が推奨されるが，皮脂が多いときには界面活性作用の強いシャンプー剤を用いる。症状が改善するまで週 2～3 回はシャンプーし，症状によって回数を減らす。副作用として皮膚の過度の乾燥，薬剤刺激が発現する場合は，刺激の弱いシャンプー剤に変更する。ミコナゾール，ケトコナゾール，クロトリマゾールなどの抗真菌薬を含有した外用薬の塗布は効果的であるが，被毛により塗布が難しい場合がある。重症例にはケトコナゾール，イトラコナゾール，テルビナフィンなどの経口薬の併用が効果的である。再発予防のためには，シャンプーを適正な頻度で継続していくことが望ましい。また犬アトピー性皮膚炎，甲状腺機能低下症，腫瘍などの基礎疾患がある場合は，その治療も必要である。

今回，マラセチア性皮膚炎および軽度のアレルギー性皮膚炎が疑われる症例に，まず抗真菌薬と抗真菌性シャンプー剤を用いてマラセチア性皮膚炎の治療を行った。マラセチア性皮膚炎の症状が改善した後も全身性の痒みがみられたが軽度であり，家族もさらなる検査や治療を望まなかったため経過観察としていた。約 1 年後に腎不全を発症したため，治療の一環として腎疾患用療法食を給与したところ痒みが軽減したことから，おそらく食物アレルギーを併発していたと考えられる。

Case 07

薬剤管理上，治療の選択肢が限定された犬の症例

アステール動物病院
松尾英治

症例データ

品種：ラブラドール・レトリーバー
性別：避妊雌
初診時年齢：11 歳 1 カ月
飼育環境：室内飼育
食事：一般食（市販のドライフード）
シャンプー：市販のシャンプー剤にて 1～2 カ月に 1 回実施
予防：狂犬病ワクチンのみ
ヒストリー：皮膚病歴なし。脂肪腫の手術歴あり

初診

1. 問診

2 週間前から肉球が腫れてきて痛そうにしていた。

2. 検査

(1) 身体検査

前肢，後肢の肉球周囲に紅斑・腫脹，膿疱，痂皮が認められた（図1）。症状は前肢のほうが強かった。そのほか，眼周囲の脱毛，紅斑，鼻鏡辺縁の痂皮が認められた。

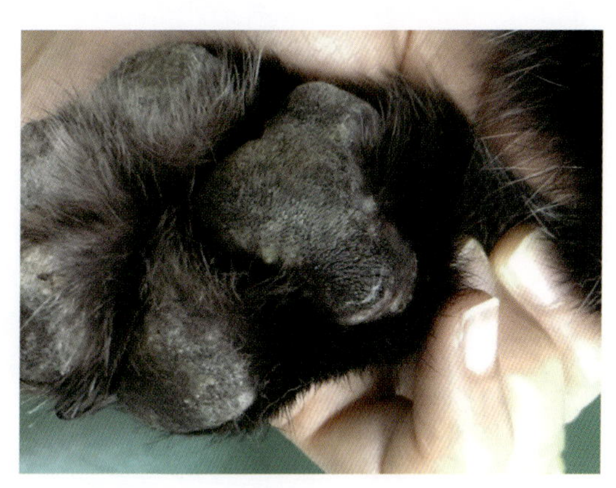

図 1　初診時の身体検査所見
肉球周囲に紅斑・腫脹，膿疱，痂皮が認められた。

(2) 皮膚検査

膿疱の押捺塗抹材料の細胞診にて，多数の好中球が認められた。球菌の貪食はわずかであった。スクレーピングにて糸状菌要素，毛包虫は認められなかった。

3. 診断およびその根拠

球菌が検出されたため，膿皮症は存在していると思われた。また，毛包虫症，皮膚糸状菌症も鑑別疾患に挙げられた。棘融解細胞は認められなかったが，天疱瘡など免疫介在性疾患の関与も強く疑われた。

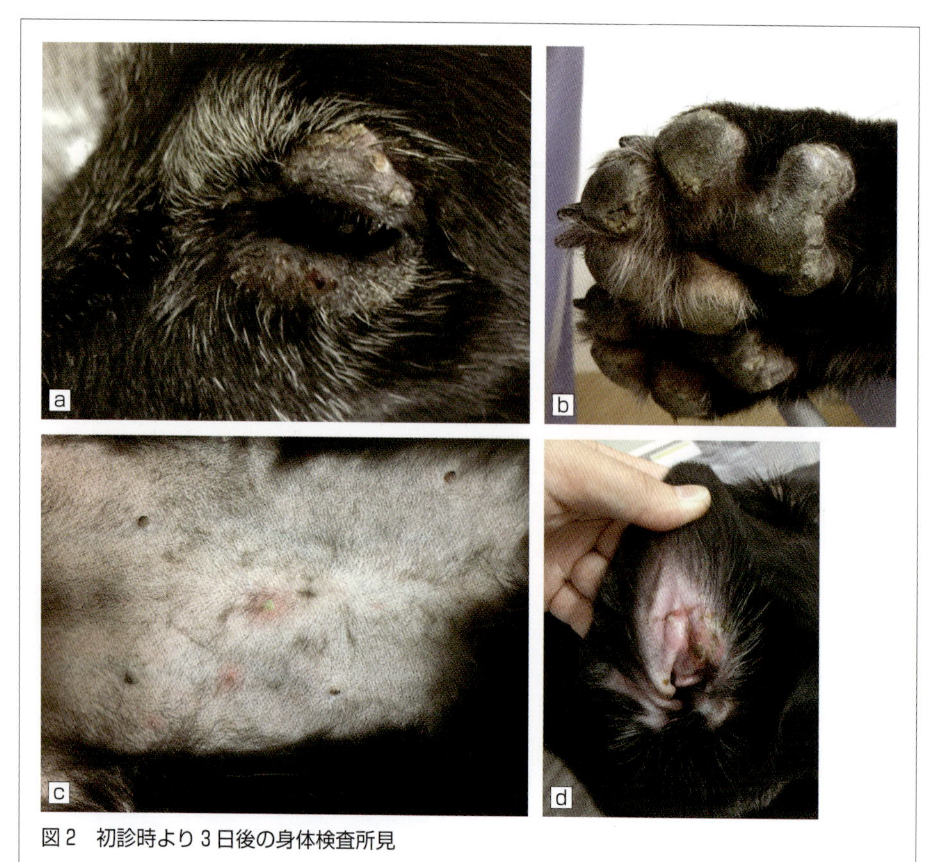

図2　初診時より3日後の身体検査所見
眼瞼の腫脹・紅斑・痂皮が認められ（a），四肢端の浮腫・痂皮が悪化していた（b）。腹部（c），耳介（d）に大型膿疱，痂皮が形成されていた。

4. 治療

球菌感染に対して，セファレキシンを20 mg/kg，経口，1日2回で4日間処方した。病変の範囲や状態から免疫疾患も疑われると家族に伝え，毛包虫症や皮膚糸状菌症の除外のためにも皮膚生検が必要であることを簡単に説明した。

再診1回目（初診時より3日後）

1. 経過

食欲低下が認められ，皮疹も全体的に悪化傾向にあった。

2. 検査

(1) 身体検査

四肢端に浮腫，腹部に膿疱（図2）が認められた。体温は39.9℃であった。

(2) 皮膚検査

膿疱の押捺塗抹材料の細胞診にて，好中球が多数認められた。球菌は認められなかった。

3. 診断およびその根拠

短期間であったが抗菌薬への反応に乏しく，膿疱の細胞診では球菌が認められなかった。浮腫は合致しないが，皮疹の種類・分布を含め落葉状天疱瘡を第一とした免疫介在性疾患を考慮した。なお一般状態悪化も含めて精査したが明らかな基礎疾患はないと考えられた。

4. 追加検査

一般状態の悪化ならびに抗菌薬への反応に乏しいことから，免疫介在性の疾患が疑われる旨を伝え，スクリーニングならびに皮膚生検を実施した。

(1) 血液化学検査

アルカリホスファターゼ（ALP）304 U/L，C 反応性蛋白（CRP）13.1 mg/dL を示した。

(2) 尿検査

尿比重 1.015 と低比重尿であった。そのほかには異常は認められなかった。

(3) X 線検査

著変は認められなかった。

(4) 皮膚生検

腹部ならびに耳介の膿疱，足底肉球，眼周囲，耳介痂皮部の 5 カ所から採材を行った。

5. 治療

あきらかな感染による発熱の可能性が低いことを家族に伝え，病理組織学検査の結果が得られるまで抗菌薬のみ継続とした。

再診 2 回目（初診時より 7 日後）

1. 経過

食欲低下が認められ，皮疹も悪化した。食欲の低下（6 割減）ならびに大腿部から末端への浮腫の悪化が認められた。体温は 39.4℃であった。

2. 診断およびその根拠

低アルブミン血症がなく，浮腫が局所性であることから，浮腫が出るほど血管透過性の亢進が強い炎症，すなわち血管炎が起こっていると思われた。必須ではないが重症例で四肢の浮腫が認められることが報告されているため，「落葉状天疱瘡」に合致していると考えた。

3. 治療

状態が悪化したため，病理組織学検査の結果は得られていなかったものの，試験的にグルココルチコイドの投与を勧めた。セファレキシンに加え，新たにプレドニゾロン 1 mg/kg，経口，1 日 2 回ならびにファモチジン 1 mg/kg，経口，1 日 2 回を投与した。

再診 3 回目（初診時より 19 日後）

1. 経過

食欲は正常化した。体温は 38.6℃であった。生検部位の抜糸を行った。

2. 検査

(1) 身体検査

浮腫はなくなり，耳介・腹部の膿疱も消失した。足底肉球ならびに眼周囲の痂皮は軽度となった（図 3）。

(2) 血液化学検査

CRP は 0.25 mg/dL を示した。

(3) 病理組織学検査

化膿性表層性皮膚炎の所見が得られた。一部に角層下膿疱が認められ，膿疱内には変性好中球が充満し棘融解細胞を混じていた。明らかな感染所見は認められなかった（図 4）。

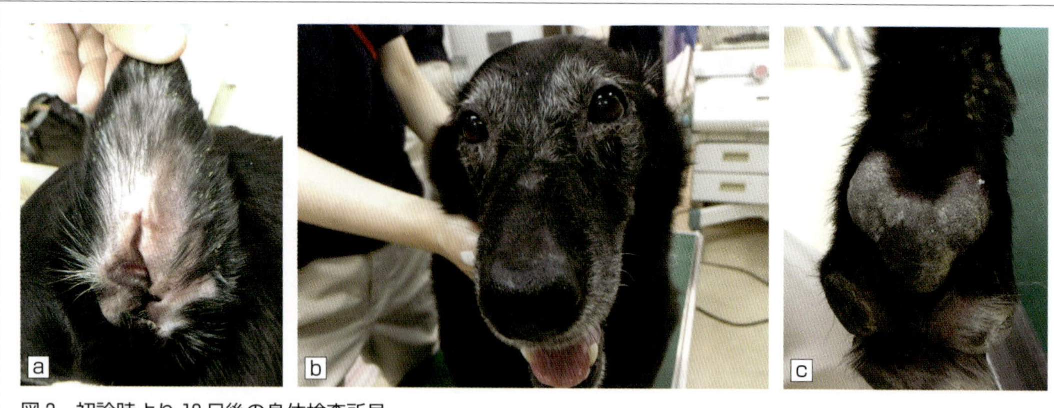

図3　初診時より19日後の身体検査所見

浮腫は認められなかった。耳介（a）・腹部の膿疱消失，眼周囲（b）ならびに足底肉球（c）の痂皮が軽度に減少した。

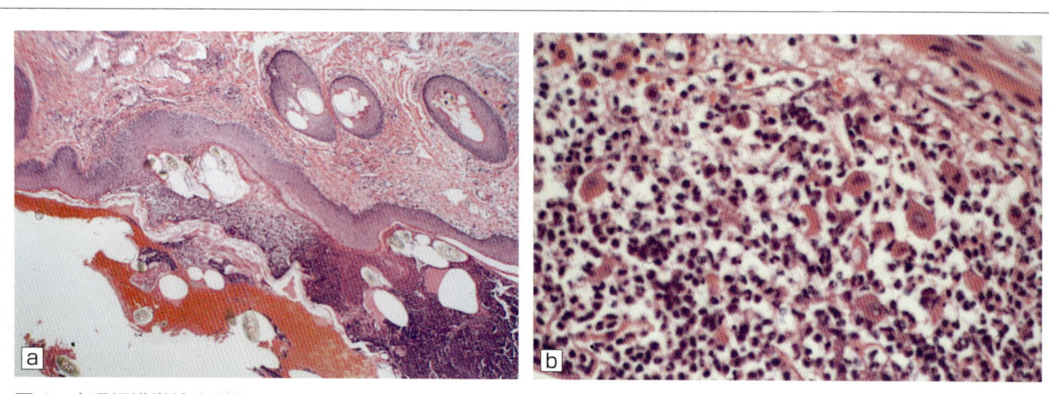

図4　病理組織学検査所見

表皮は軽度から重度に肥厚していた（a）。一部に痂皮が付着し，変性好中球，角質で構成され棘融解細胞を少数含んでいた。一部には角層下膿疱を認め，膿疱内には変性好中球が充満し，棘融解細胞を混じていた。真皮浅層では浮腫が目立ち，びまん性に中等度の炎症細胞浸潤を認めた（b）。明らかな感染所見は認められなかった。

3．診断およびその根拠

膿疱性疾患のなかでも「落葉状天疱瘡」が最も臨床像に合致していた。薬物，ワクチン，食事などの明らかな原因，慢性疾患がないことから，特発性と思われた。

4．治療

免疫抑制療法主体とし，反応が悪ければプレドニゾロン以外の免疫抑制薬の併用を検討することとした。

再診4回目（初診時より26日後）

1．経過

元気食欲は良好で，皮膚の状態は変化がなかった。

2．検査

(1) 身体検査

背部の鱗屑が増加し，紅斑がみられた。その

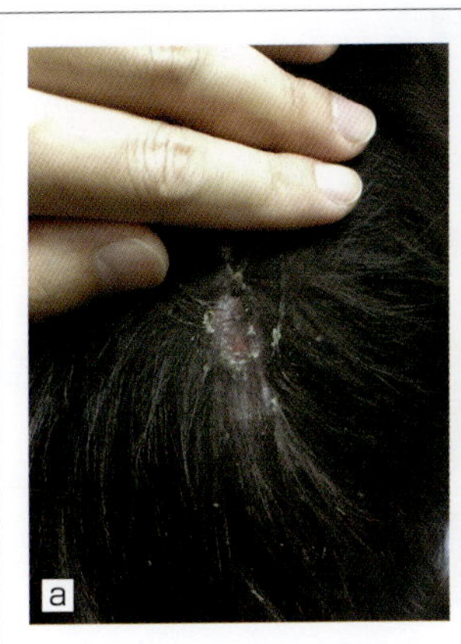

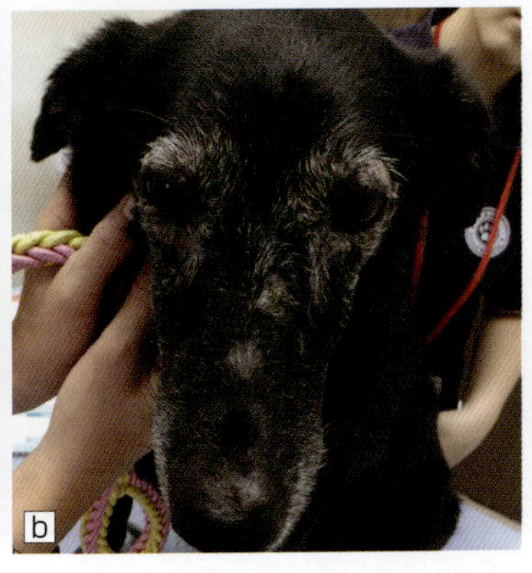

図5　初診時より26日後の身体検査所見
背部の鱗屑が増加し，紅斑がみられた(a)。そのほかの痂皮，紅斑は変化がなかった（b)。

ほかの痂皮，紅斑には変化がなかった（図5)。

(2) 皮膚検査

痂皮下の押捺塗抹材料の細胞診では棘融解細胞，多数の好中球が認められた。細菌は認められなかった（図6)。

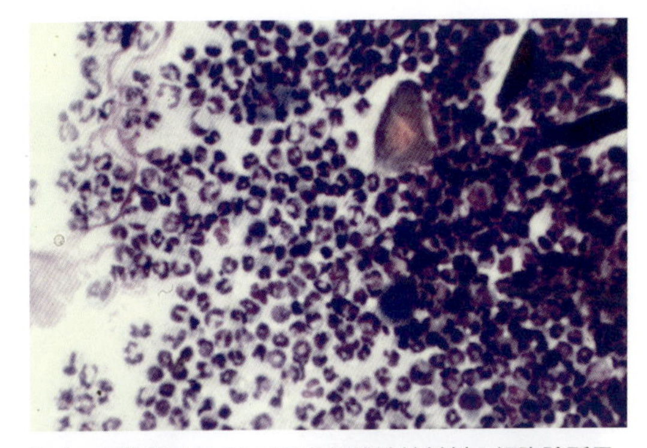

図6　初診時より26日後の押捺塗抹材料の細胞診所見
多数の好中球を主体とし，一部棘融解細胞が存在した。細菌は認められなかった。

3. 診断およびその根拠

プレドニゾロン投与開始から2週間強の状態としては決して悪くはないが，反応が若干鈍く，大型犬であることから今後のプレドニゾロンの減量も考え，ほかの免疫抑制薬の投与が必要かと思われた。背部に鱗屑が認められたが明らかな細菌は検出されず，こちらも免疫介在性疾患によるものと推測した。

4. 治療

診察時点の当院の在庫としてはシクロスポリンとアザチオプリンがあり，費用面からアザチオプリンの併用を勧めた。抗菌薬を休薬し，アザチオプリンを2 mg/kg，経口，1日1回で2週間処方した。

再診5回目 (初診時より40日後)

1. 経過

一般状態は良好であるが，皮疹はあまり変わらなかった。

2. 治療

反応が十分でないため（図7)，家族と相談のうえグルココルチコイドパルス療法を実施した。プレドニゾロンを6 mg/kg，経口，1日1回で3日間，その後3.5 mg/kg，経口，1日1回で11日間処方した。

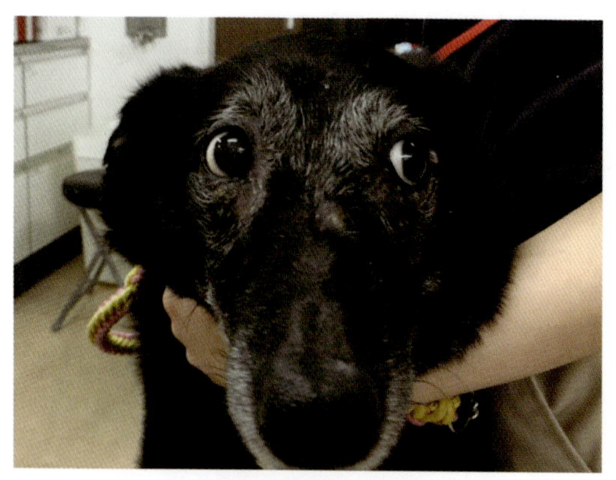

図7　初診時より40日後の身体検査所見

両眼瞼の痂皮が若干減少したものの，眼瞼，耳介，背部には痂皮，紅斑が認められた。

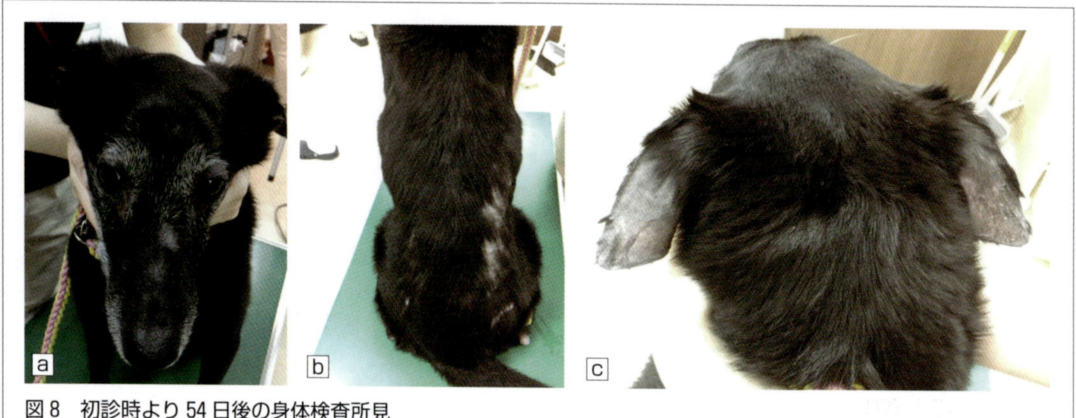

図8　初診時より54日後の身体検査所見

発毛は認められなかったが，紅斑および痂皮は消失し，改善傾向にあった（a，b）。足根部や耳介外側（c）は脱毛していた。

再診6回目（初診時より54日後）

1. 経過

食欲が旺盛になってゴミあさりをするようになった。皮膚は徐々に改善してきた。

2. 検査

身体検査にて，発毛は認められなかったが紅斑および痂皮は消失し，改善傾向にあった。足根部や耳介外側は脱毛したままであった（図8）。

3. 治療

脱毛部位の被毛がなかなか再生してこなかったが経過は良好で，紅斑・鱗屑・痂皮などの炎症所見は見当たらなかったため，このまま少しずつ薬を漸減しながら悪化しないかみていくこととした。

アザチオプリン2 mg/kg，経口，1日1回，プレドニゾロン2 mg/kg，経口，1日1回，ファモチジン1 mg/kg，経口，1日1回をそれぞれ3週間追加で処方した。

以後，徐々にプレドニゾロン，アザチオプリ

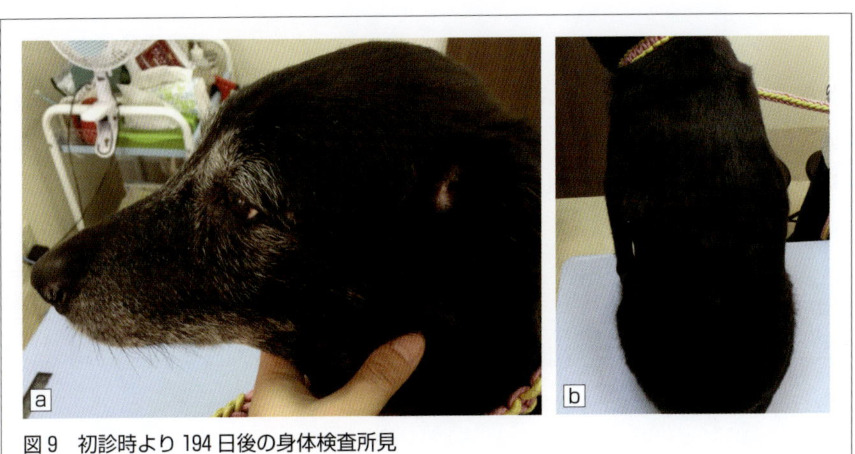

図 9　初診時より 194 日後の身体検査所見

鼻梁部に脱毛斑が残るものの（a），耳介，体幹（b）の症状は認められない。

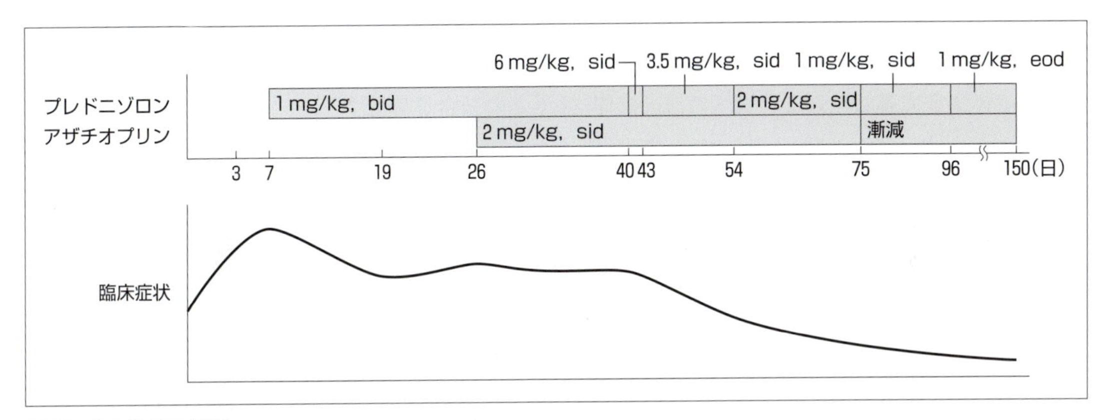

図 10　主な治療と経過

bid：1 日 2 回，sid：1 日 1 回，eod：2 日に 1 回

ンを漸減した。5 カ月後には皮疹は消失したため，休薬した（図 9）。

落葉状天疱瘡の治療のポイント

概要

落葉状天疱瘡は丘疹・膿疱から二次的に紅斑・びらん・痂皮・脱毛が起きる免疫介在性の疾患である。尋常性天疱瘡では表皮基底層が自己抗体のターゲットになるのに対し，落葉状天疱瘡では角層下表皮がターゲットとなる。

臨床症状

丘疹・膿疱から急速に痂皮やびらんへと変化していくため，壊れていない膿疱がみつからないことも多い。好発部位は耳介，鼻部，肉球で，全身的に進行する場合や限局的な場合もある。痒みの程度はさまざまである。全身症状はまれで，急性発症した場合は発熱，元気消失，リンパ節腫脹などが認められることもある。

鑑別診断

毛包虫症，表在性膿皮症，皮膚糸状菌症，角層下膿疱症，上皮向性リンパ腫，薬疹

診断

病歴，臨床症状ならびに一般的な皮膚検査にて除外診断を行い，病理組織学検査で確定診断を行う。膿疱の細胞診で棘融解細胞が認められた場合は落葉状天疱瘡を強く疑うが，皮膚糸状菌や膿皮症でも認められることがあるため，注意が必要である。病理組織学検査を行う際は痂皮やびらんなどの続発病変からの採材を避け，壊れていない膿疱を採材する必要がある。可能であれば蛍光抗体法を実施し，表皮上層への自己抗体（IgG）の結合を確認する。

インフォームおよび治療

落葉状天疱瘡の治療では，高用量のグルココルチコイドを中心とした免疫抑制薬を用いる。グルココルチコイド以外の免疫抑制薬として，アザチオプリンのほか，シクロスポリン，ミコフェノール酸モフェチル，ヒトγグロブリン製剤などさまざまな薬剤が使用されているが，どの薬が最も効果的かという明確な答えは出ていない。いずれも比較的高価な薬なので家族との相談が必須だが，本症例のように重症例であれば，グルココルチコイドの副作用を考慮し，早期に開始したほうが無難である。ただ，在庫管理を考えると，症例に合わせて薬剤を用意することがなかなかできず，病院ごとに常備している薬のなかから選択せざるをえないことが多々あるのではないかと思われる。本症例でも，個人的には最近皮膚病以外の免疫介在性疾患によく利用され，その有効性が示されているミコフェノール酸モフェチルを試してみたかったが，もともと常備してあったアザチオプリンが不良在庫にならないよう，これを使用した。

一般的に落葉状天疱瘡では，治療開始後に膿疱は早期に消失するが痂皮は残りやすい。グルココルチコイドの早急な減量はもちろん，痂皮の残存を炎症の持続と誤認して減量を遅らせないように気をつけるべきである。

本症例では6回目の受診時に，軽度の改善があったものの家族の満足度が低かったため，グルココルチコイドパルス療法を実施した。その後早期に改善したため，アザチオプリンを含め，複合的に治療を実施したことはよかったといえる。

参考文献

1) Atzmony L, Hodak E, Gdalevich M, *et al.* Treatment of pemphigus vulgaris and pemphigus foliaceus: a systematic review and meta-analysis. *Am J Clin Dermatol.* 15: 503-515, 2014.
2) Bizikova P, Olivry T. Oral glucocorticoid pulse therapy for induction of treatment of canine pemphigus foliaceus - a comparative study. *Vet Dermatol.* 26: 354-358, 2015.
3) Helica KA, Patterson AP. Small Animal Dermatology, 4th ed. Elsevier Saunders. 2016.
4) Martin LK, Werth VP, Villaneuva EV, *et al.* A systematic review of randomized controlled trials for pemphigus vulgaris and pemphigus foliaceus. *J Am Acad Dermatol.* 64: 903-908, 2011.

Case 08

原疾患に重度の二次感染が認められた犬の症例

薮添動物病院
薮添敦史

08

症例データ

品種：フレンチ・ブルドッグ
性別：避妊雌
初診時年齢：8歳5カ月
飼育環境：室内飼育
散歩：1日2回
食事：肝疾患用療法食
シャンプー：自宅で1～2週間に1回実施
予防：混合ワクチン，フィラリア・ノミ・ダニ予防
ヒストリー：皮膚病の既往歴あり

初診

1. 問診

皮膚炎がひどく他院で治療していたが，悪化してきたため自主的に当院へ転院した。1歳および5歳時に膿皮症，3歳時に椎間板ヘルニア，8歳時に胆泥症のため胆嚢摘出の既往歴があった。

約2カ月前より下顎，両側の肩に皮膚炎が生じ，抗菌薬（セフォベシン），プレドニゾロン，セレスタミンにより加療するも病変が徐々に拡大してきた。皮膚症状以外では，散歩に行きたがらず，多飲多尿が認められた。

2. 検査

(1) 身体検査

両側の肩周囲に紅斑が認められ，びらんおよび痂皮が存在し，痂皮の裂け目から膿性滲出液が認められた（図1a，b）。また，下顎から頚部腹側にかけても同様の病変が観察された（図1c）。頭部，体幹に500円玉大の桃白色の局面が複数観察され，肉眼的に石灰沈着を疑える病変であった（図1d）。

(2) 皮膚検査

膿性滲出液の塗抹材料を簡易染色し観察したところ，多量の桿菌と変性好中球が認められた。被毛の鏡検およびスクレーピングでは外部寄生虫は検出されなかった。

(3) 細菌培養および薬剤感受性検査

膿性滲出液を採取し，細菌培養および薬剤感受性検査を外部検査機関に依頼し4日後に結果の報告を受けた（表1）。

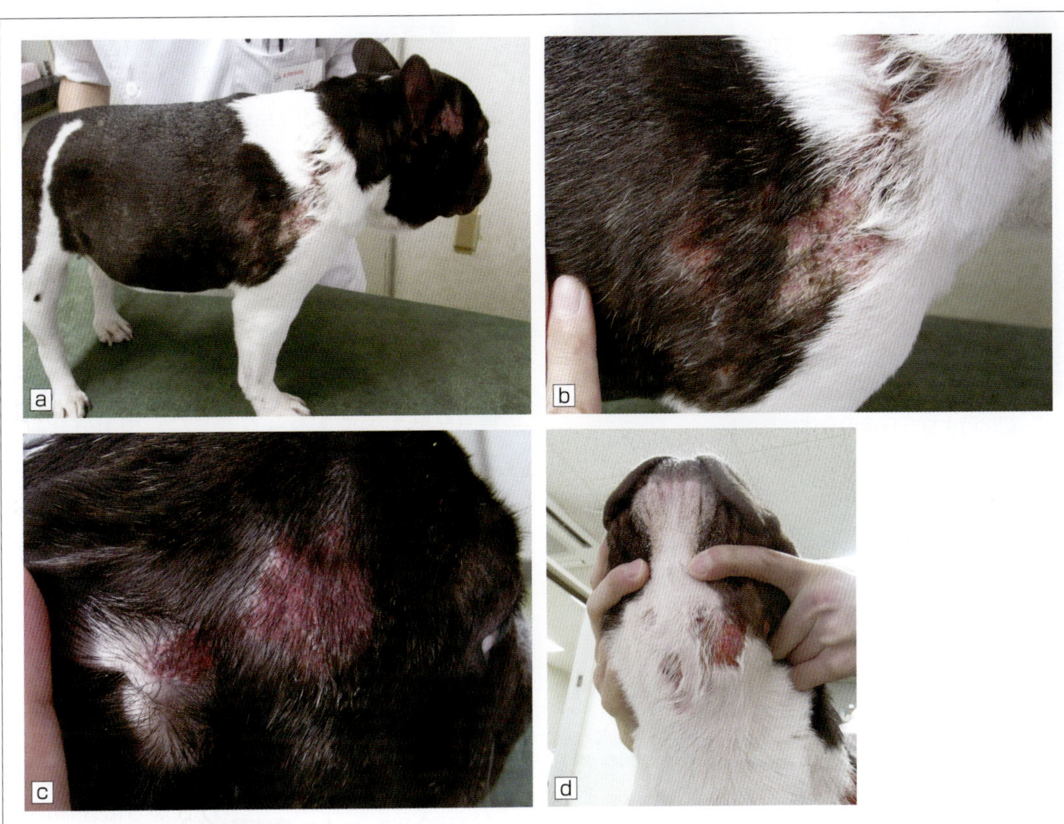

図1　初診時の身体検査所見

頭部，肩に脱毛がみられ（a），肩では紅斑，痂皮が認められた（b）。頭部の紅斑部位は硬く隆起し局面を形成していた（c）。下顎でも紅斑，局面がみられたほか，膿性滲出液も認められた（d）。

表1　細菌培養および薬剤感受性検査結果

薬剤名	緑膿菌	*Corynebacterium* sp.
アモキシシリンクラブラン酸	R	R
セファベシン	R	R
セファレキシン	R	S
セフポドキシム	R	R
ファロペネム	R	R
エンロフロキサシン	S	R
マルボフロキサシン	S	I
ゲンタマイシン	S	S
クリンダマイシン	R	R
リンコマイシン	R	R
エリスロマイシン	R	R
ドキシサイクリン	R	R
ミノサイクリン	R	R
クロラムフェニコール	R	I
ホスミシン	S	I
リファンピシン	R	R
ST 合剤	R	R

R：耐性，I：中間，S：感受性

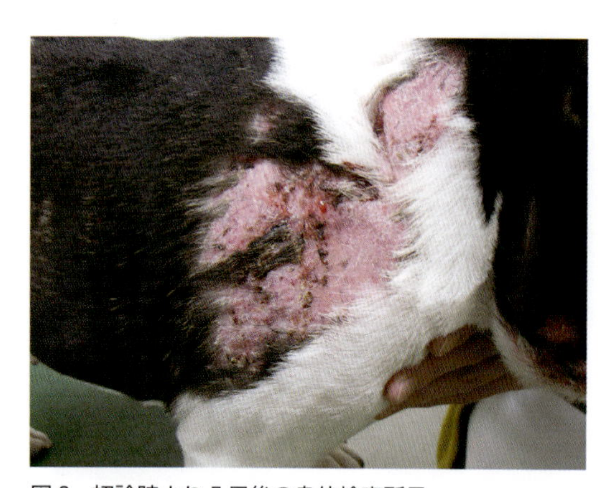

図2　初診時より5日後の身体検査所見

肩の病変は脱毛領域が拡大し，紅斑部位は硬く局面を形成していた。また，膿性滲出液，痂皮が観察された。

08

3. 診断およびその根拠

症状および皮膚検査から深在性膿皮症が最も疑われたが，石灰沈着や多飲多尿の存在から，基礎疾患としてクッシング症候群の可能性を考えた。また，グルココルチコイドの投与歴から医原性のクッシング症候群である可能性も考慮する必要があった。

4. 治療

基礎疾患が存在する可能性を説明し，その検査は後日実施することとなった。深在性膿皮症に対して，細菌培養および薬剤感受性検査結果が出るまでは2%クロルヘキシジンによる洗浄で治療し，検査結果をもとにして，感受性のある抗菌薬を使用することを提案した。

再診1回目
(初診時より5日後)

1. 経過

左肩部の皮膚炎が悪化し，出血も認められた（図2）。また，他院で使用されていたグルココルチコイドは休薬しているが多飲多尿がより顕著になってきた。

2. 検査

超音波検査では左右副腎の短径の最大値がそれぞれ11.0 mm，9.5 mmで，肝臓実質がびまん性に高エコーを示した。

3. 追加検査・治療

超音波検査において両側副腎が腫大していることから下垂体性クッシング症候群の可能性が高く，後日副腎皮質刺激ホルモン（ACTH）刺激試験を実施することとした。細菌培養および薬剤感受性検査において検出された緑膿菌および *Corynebacterium* sp.の両菌種に感受性のある抗菌薬が経口薬のないゲンタマイシンのみであったため，経口投与可能でそれぞれに感受性があったエンロフロキサシン（5 mg/kg，1日1回）とセファレキシン（15 mg/kg，1日2回）の併用を選択した。

再診2回目
(初診時より9日後)

1. 経過

抗菌薬による治療後，わずかに膿性滲出が減少した以外に変化はなかった。まだ散歩に行きたがらないなど活動性は低下していた。

2. 検査

追加検査としてACTH刺激試験を実施した。また，同時に一般的な血液検査・血液化学検査も行った（表2）。

3. 治療

ACTH刺激試験の結果を待ってクッシング症候群の治療を開始することとした。深在性膿皮症の治療に対しては2種の抗菌薬を継続した。

表2 血液検査・血液化学検査結果

項目	値	単位
WBC	10,700	μL
RBC	686	×10⁴μL
Ht	49.3	%
Hb	17.1	g/dL
PLT	71.7	×10⁴μL
BUN	9.3	mg/dL
Cre	0.3	mg/dL
Glu	112	mg/dL
AST	102	U/L
ALT	499	U/L
ALP	2,866	U/L
T-bil	0.3	mg/dL
T-cho	350	mg/dL
Na	149	mEq/L
K	4.3	mEq/L
Cl	107	mEq/L

WBC：白血球数，RBC：赤血球数，Hb：ヘモグロビン，Ht：ヘマトクリット値，PLT：血小板，BUN：血中尿素窒素，Cre：クレアチニン，Glu：グルコース，AST：アスパラギン酸アミノ基転移酵素，ALT：アラニンアミノ基転移酵素，ALP：アルカリホスファターゼ，T-bil：総ビリルビン，T-cho：総コレステロール，Na：ナトリウム，K：カリウム，Cl：クロール

再診3回目（初診時より13日後）

1. 経過

膿性滲出は徐々に減少し，少し元気が出てきて散歩へも行くようになった。

2. 検査

ACTH刺激試験による血中コルチゾール濃度の結果は刺激前4.0 μg/dL，刺激後35.3 μg/dLであった。

3. 治療

ACTH刺激試験および再診1回目で行った超音波検査結果より「下垂体性クッシング症候群」と診断し，トリロスタンによる治療を行うこととした。用量は1 mg/kg，経口，1日2回から開始した。抗菌薬は継続とした。

再診4回目（初診時より20日後）

1. 経過

多飲多尿は落ち着いたが，膿性滲出は続き脱毛範囲が拡大した。脱毛部位は皮膚が硬化し，石灰沈着が顕著になっていることが想像された。トリロスタンを開始したが，食欲の低下などの変化はとくに認められなかった。

2. 検査

(1) 皮膚検査

膿性滲出液の塗抹材料から桿菌が少量検出され，多数の非変性好中球およびマクロファージが検出された。被毛の鏡検は陰性であった。

(2) 血液検査・血液化学検査

トリロスタンによる電解質異常がないかを確認するために血液検査・血液化学検査を行ったが異常は認められなかった。

3. 治療

トリロスタンによる副作用はないと判断し同用量で継続した。皮膚検査において桿菌が依然検出されたが，明らかに菌数は減少しており，細菌感染は抗菌薬によって改善していると考えられた。また，マクロファージが増加していることから，一見，皮膚病変が悪化しているのは石灰沈着に対する異物反応が活発になっているためであると説明した。脱毛拡大部位には異物反応を抑制する目的でタクロリムス軟膏を1日1回で使用することとした。抗菌薬は継続とした。

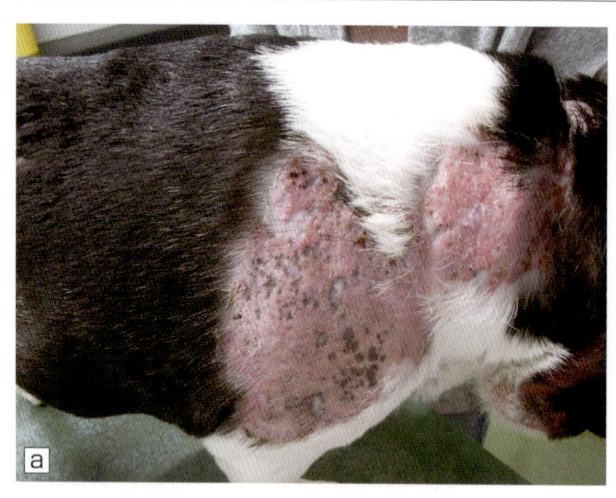

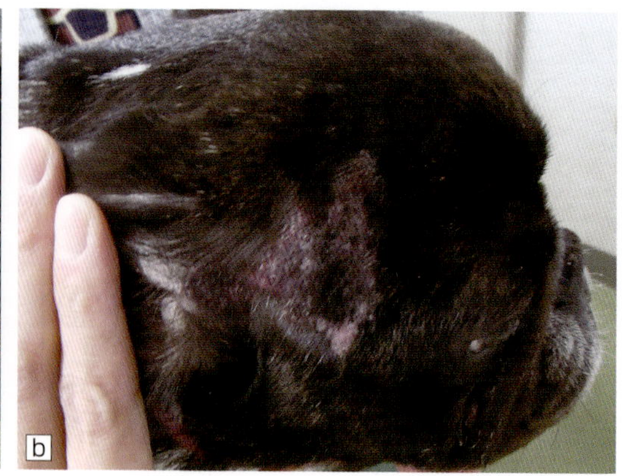

図 3　初診時より 48 日後の身体検査所見

肩病変では脱毛領域がさらに拡大したが，滲出液は消失した。紅斑性局面は顕著になった（a）。頭部の紅斑性局面部位では発毛がみられた（b）。

再診 5 回目（初診時より 48 日後）

1. 経過

膿性滲出はほぼ消失したが，脱毛領域は拡大し，紅斑性局面が顕著になった（図 3a）。頭部の紅斑性局面部位では発毛がはじまった（図 3b）。散歩に喜んでいくようになり，一般状態が明らかに改善した。多飲多尿も認められなかった。

2. 検査

(1) 皮膚検査

痂皮を剥離し押捺塗抹材料の細胞診を実施したところ，菌体は検出されず非変性好中球が認められた。

(2) ACTH 刺激試験

トリロスタンの効果を判定するため刺激後のコルチゾール値のみを測定した。検査結果は刺激後コルチゾール値が 4.9 μg/dL であった。

3. 治療

トリロスタンの用量は ACTH 刺激試験の結果より適量であると判断し，同用量で継続することとした。顕微鏡下ではあるが細菌が検出されないため，深在性膿皮症に対する抗菌薬の投与を終了した。

再診 6 回目（初診時より 62 日後）

一般状態は良好で，石灰沈着部位で少しずつ発毛が認められるようになった。肩部では局面が消失した（図 4a）。体幹では部分的に脱毛がみられ，石灰沈着が目立つようになった（図 4b）。

以降の経過

以降，トリロスタンを 1 mg/kg，経口，1 日 2 回で継続し，石灰沈着部位にタクロリムス軟膏を使用して治療を継続している。皮膚病変は石灰沈着部位が縮小し，発毛もみられ良好にコントロールされていたが（図 5），約 4 カ月頃からけいれん発作がみられるようになった。二次

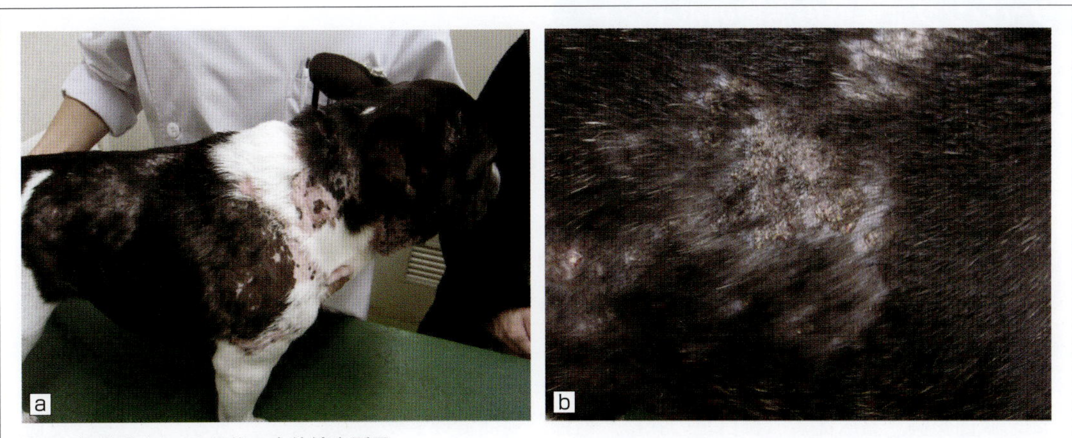

図4　初診時より62日後の身体検査所見
頭部および肩部の局面は改善し発毛したが（a），体幹部では脱毛部が複数出現し石灰沈着が認められた（b）。

診療施設にて磁気共鳴画像法（MRI）検査を実施したところ，下垂体の明らかな腫大は認められず，大脳に腫瘍もしくは炎症を疑う病変が認められた。家族と相談のうえ，それ以上の原因追及は行わず抗てんかん薬を用いて発作を抑える治療を並行して行うこととした。

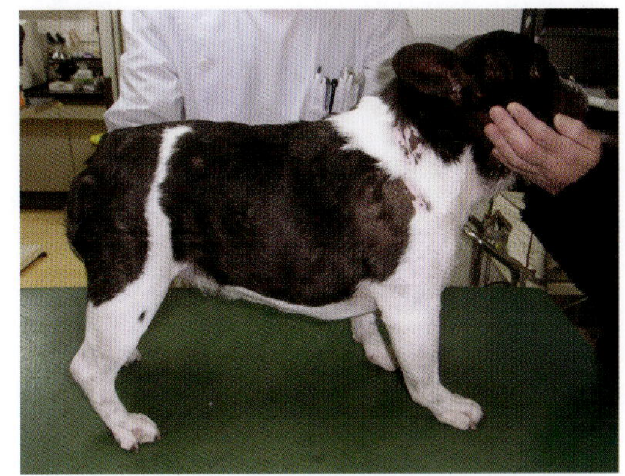

図5　初診時より約4カ月後の身体検査所見
一部は瘢痕化し発毛していないが，全体的に著しく改善した。

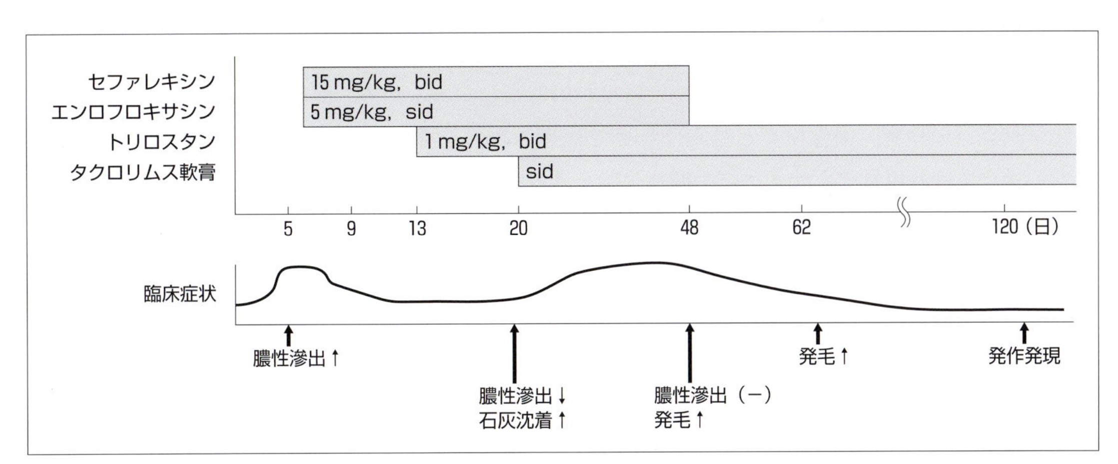

図6　主な治療と経過
bid：1日2回，sid：1日1回

クッシング症候群の治療のポイント

概要

クッシング症候群は副腎皮質の内因性グルココルチコイド産生が過剰になることでさまざまな症状が起きる疾患であり，下垂体腫瘍によるもの（80～85％）と副腎腫瘍によるもの（15～20％）に大別される。発症年齢は中から高齢で，ボクサー，プードル，ダックスフンド，ボストン・テリア，スコティッシュ・テリアなどに多いとされる。

臨床症状

特徴的な皮膚症状としては被毛の質の低下や色調の変化，左右対称性脱毛，皮膚の菲薄化，面皰，腹囲膨満，石灰沈着（桃白色の丘疹，結節，局面で硬さがある）などがある。ただし，皮膚以外の症状のほうが早く出現する傾向にあり，多飲多尿や多食が認められることがほとんどである。

また，表在性および深在性膿皮症，毛包虫症の基礎疾患になっていることも多く，その場合はそれぞれの皮膚症状も併発する。

鑑別診断

主な鑑別疾患としてほかの内分泌疾患が挙げられる。二次感染が存在する場合は膿皮症，毛包虫症，皮膚糸状菌症も鑑別する必要がある。

診断

診断は臨床症状，血液検査・血液化学検査，尿検査，画像検査，内分泌検査の組み合わせで行う必要がある。血液化学検査では90％の症例でアルカリホスファターゼが上昇するといわれている。尿検査では一般的には尿比重の低下が認められる。また，副腎腫大を確認するには超音波検査が有効である。副腎機能を測定する内分泌検査にはACTH刺激試験，低用量デキサメタゾン抑制試験，高用量デキサメタゾン抑制試験などがある。最も簡便な検査はACTH刺激試験であり，この検査で血中コルチゾール濃度が規定値より上昇していれば本症を疑うことができる。しかし，本検査は偽陽性および偽陰性の結果が出る場合があるため，臨床症状，血液検査・血液化学検査，尿検査，画像検査と組み合わせて診断するべきである。ACTH刺激試験で確定できない場合には低用量デキサメタゾン抑制試験を併用することがある。また，高用量デキサメタゾン抑制試験は下垂体性と副腎腫瘍性の鑑別に用いられるが，超音波検査で判断できる場合は必要ではない。

病理組織学検査はほかの疾患の否定や石灰沈着の検出，毛包虫や皮膚糸状菌などの検出に有用である。

インフォームおよび治療

本症例では初診時に重度の細菌感染が認められたので，すぐに細菌培養および薬剤感受性検査を実施でき，感染に対しては早急な対応を取ることができたと考えられた。また，基礎疾患としてクッシング症候群が診断されたが，これを疑えた根拠は肉眼的に判断可能な石灰沈着病変である。そこから確定診断，治療とスムーズに進むことができた。トリロスタンによる治療後も一時的に皮膚病変の悪化がみられたが，これは石灰沈着に対する皮膚の異物反応によるもので，クッシング症候群の治療時にはときおり認められる現象である。悪化したようにみえることから，このようなことが起こるとあらかじめ家族に説明することが重要である。

トリロスタンは動物用医薬品であるアドレスタン®（共立製薬㈱）が使用可能である。今回は添付文書の用量ではなく，より低用量で１日２回での投与を選択した。これは近年，1～2 mg を１日２回の投与法のほうが副作用が起きにくいと報告されたためである[1)]。

■参考文献

1) Alenza DP, Arenas C, Lopez ML, *et al.* Long-term efficacy of trilostane administered twice daily in dogs with pituitary-dependent hyperadrenocorticism. *J Am Anim Hosp Assoc.* 42: 269-276, 2006.

Case 09

発症機序の明らかでない皮疹を生じた犬の症例①

トレア動物病院
佐藤理文

症例データ

品種：バセット・ハウンド
性別：雌
初診時年齢：1歳
飼育環境：室内外飼育，同居動物なし

初診

1. 問診

鼻の周りが腫れ，掻いていた。2日前に鼻梁に紅色丘疹が生じ，他院にてベタメタゾン含有軟膏を処方され塗布していたが，増大・融合し潰瘍化してきた。

2. 検査

(1) 身体検査

鼻梁に紅斑性の結節が散在していた。とくに鼻梁の右側では結節は融合し表面は自壊していた（図1）。眼瞼および耳介の病変はなく，下顎リンパ節は軽度に腫大していた。体温は38.4℃であった。

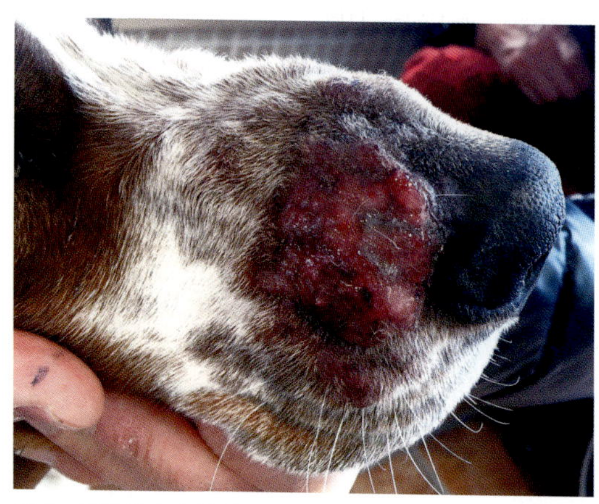

図1　初診時の身体検査所見
鼻梁に多数の紅斑性の結節が認められた。鼻梁の右側では結節は融合し，表面が自壊していた。

(2) 皮膚検査

押捺塗抹材料の細胞診では，非変性性の好中球および好酸球，マクロファージが認められた。スクレーピングではとくに所見は得られなかった。

(3) 血液検査・血液化学検査

スクリーニング目的で実施した血液検査・血液化学検査で著変は認められなかったが，C反応性蛋白（CRP）が1.0 mg/dLを示した。

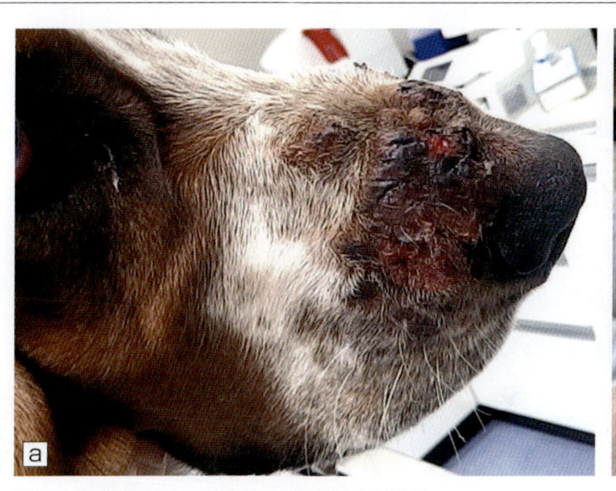

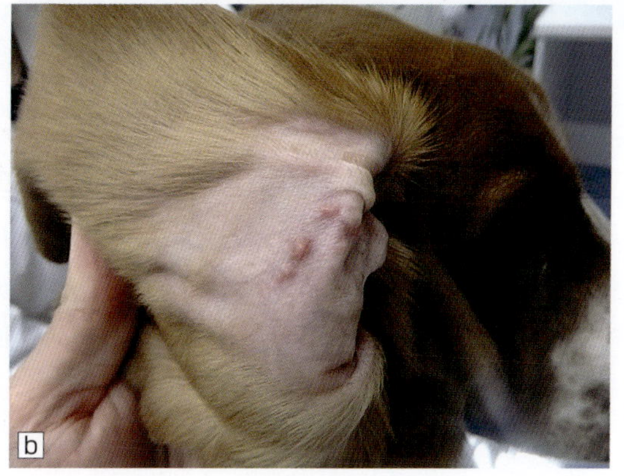

図2　初診時より2日後の身体検査所見
鼻梁の結節はさらに自壊し，血痂の付着が認められた（a）。また，耳介の内側にも紅色丘疹が新生していた（b）。

3. 診断およびその根拠

細胞診にて好酸球およびマクロファージが認められたこと，CRPが高値を示したことから，なんらかの肉芽腫性・免疫介在性疾患であると考えられた。

4. 治療

急性経過をたどっていたため確定診断を目的に皮膚生検を提案したものの，家族は受け入れなかった。そのため，症状を抑える目的でプレドニゾロンを2 mg/kg，経口，1日1回，セファレキシンを30 mg/kg，経口，1日2回で処方し，3日後に再診とした。

再診1回目（初診時より2日後）

1. 経過

皮膚病変が悪化した。鼻梁の結節はより自壊傾向が強くなり（図2a），右耳介内側に紅色丘疹が認められた（図2b）。

2. 検査

家族から皮膚生検の同意が得られたため，耳介内側の丘疹を6 mmの生検トレパンにて採取し病理組織学検査に供した。

3. 治療

病理組織学検査の結果が出るまでセファレキシンを30 mg/kg，経口，1日2回で7日間継続した。投与していても症状の悪化傾向が認められたため，プレドニゾロンは中止とした。

再診2回目（初診時より9日後）

1. 経過

病変部が消失していた。

2. 検査

病理組織学検査では，毛包および付属器を中心とした好酸球性の肉芽腫性炎症との所見が得られた。

3. 診断およびその根拠

病理組織学検査の結果から「好酸球性せつ腫症」と診断した。

好酸球性せつ腫症の治療のポイント

概要

好酸球性せつ腫症は，甚急性の経過をたどり，浮腫を伴う出血性潰瘍を特徴とするまれな疾患である。正確な機序は不明だが，節足動物（昆虫，甲殻類，クモやムカデ）の毒に対する過敏症である可能性が示唆されている。したがって温暖な季節に発症を認めることが多いが，冬季の発症例も報告されている（本例が発症したのも1月であった）。報告例の半数以上は2歳以下で，探究心の強い大型犬に多いといわれる。好発犬種はないが，いわゆるセントハウンド（嗅覚ハウンド）はその性質上，節足動物への曝露機会が多いといえる。本症例のバセット・ハウンドもセントハウンドグループである。

臨床症状

マズル，鼻梁や眼瞼周囲に紅斑性の丘疹や浮腫性の結節が生じ，急速に潰瘍化，痂皮形成をするのが特徴である。病変は通常左右対称性で，前述の部位のほかに耳介，腋窩や下腹部などの無毛部に生じたり，重度の疼痛あるいは痒み，ならびに食欲不振や発熱などの全身症状を伴ったりする場合もある。

鑑別診断

重度の細菌性毛包炎およびせつ腫症，皮膚糸状菌症

診断

甚急性の経過，節足動物への曝露歴，膿疱の細胞診（好酸球の存在を確認，感染を除外），末梢血中の好酸球増多症などから本症を疑い，病理組織学検査にて確定診断を行う。

インフォームおよび治療

甚急性の経過をたどる点は若年性無菌性肉芽腫性皮膚炎およびリンパ節炎に類似するが，本症はグルココルチコイドを投与せずとも1～2週間ののちに自然治癒することがある。臨床所見や皮膚検査から本症が十分疑われる状況であれば，自然治癒の可能性を説明しながら皮膚生検・病理組織学検査を行い確定診断をつけるべきであろう。

症状のピークは発症から数日で訪れるため，病理組織学検査の結果が出る頃にはかなり軽快しているということもあるかもしれない。本症例においても病理組織学検査の結果が得られたときにはほぼ臨床症状は消失していた。しかしながら，自然治癒する可能性があるといってもグルココルチコイドは治癒を早めてくれるので，重度の痒みや疼痛あるいは全身症状を示す症例に対しては，病理組織学検査の結果が出る前でも（本症が強く疑える所見があるのなら）積極的に使用していくべきであろう。

Case 10

発症機序の明らかでない皮疹を生じた犬の症例②

トレア動物病院
佐藤理文

症例データ

品種：チワワ
性別：雌
初発時年齢：1カ月齢
飼育環境：室内飼育，同居犬あり
ヒストリー：既往歴はとくになし

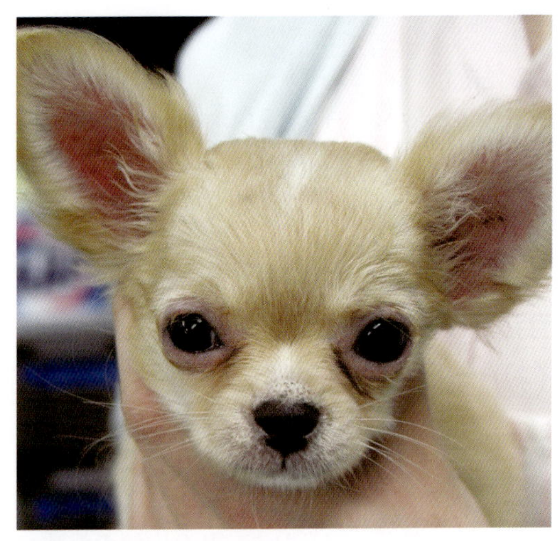

図1　初診時の身体検査所見
眼瞼の浮腫・紅斑，鼻梁，マズルと左耳内側に痂皮の付着を認めた。

初診

1. 問診

眼の周りが昨夜から急に赤く腫れてきた。やや元気がないが，それほどぐったりはしていなかった。

2. 検査

(1) 身体検査

眼瞼の浮腫・紅斑，鼻梁，マズルおよび左耳介内側に痂皮の付着（図1），下顎リンパ節に軽度の腫脹を認めた。体温は38.7℃であった。

(2) 皮膚検査

押捺塗抹材料の細胞診にて非変性好中球およびマクロファージからなる化膿性肉芽腫性炎症像が認められた（図2）。被毛の鏡検，スクレーピングでは著変は認められなかった。

3. 診断およびその根拠

幼犬での発症，特徴的な臨床像および下顎リンパ節の腫脹などから若年性無菌性肉芽腫性皮膚炎およびリンパ節炎が最も強く疑われたが，そのほかの眼瞼炎（細菌性，真菌性，寄生虫性〔毛包虫症〕）なども考えられた。

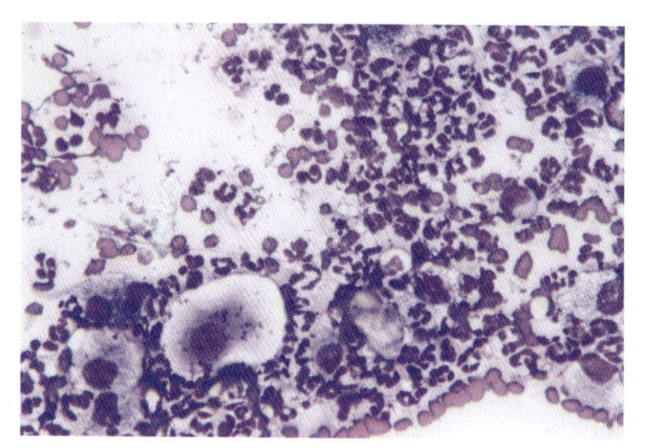

図2　押捺塗抹材料の細胞診所見

非変性好中球およびマクロファージからなる化膿性肉芽腫性炎症像が認められた。

4. 治療

リンパ節炎が疑われたが，発熱や膿疱形成などの本症を強く示唆する所見がみられなかったため，セファレキシンを25 mg/kg，経口，1日2回で処方し，3日後に再診とした。

再診1回目（初診時より2日後）

1. 経過

皮膚病変が悪化した。眼瞼の浮腫・膿疱形成・痂皮の付着，口唇および耳介内側の浮腫・紅斑，下顎リンパ節の著しい腫脹および発熱（39.7℃）が認められた（図3）。

2. 診断およびその根拠

膿疱形成を伴い病態が急性に進行したこと，著しい下顎リンパ節の腫脹と発熱という全身症状を伴ったことから，「若年性無菌性肉芽腫性皮膚炎およびリンパ節炎」と診断した。

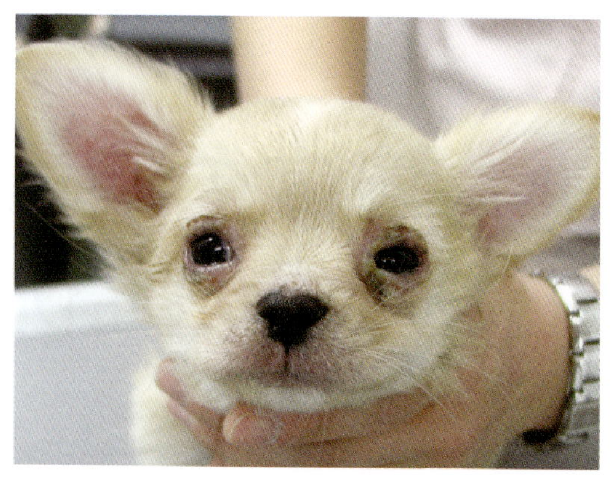

図3　初診時より2日後の身体検査所見

眼瞼には膿疱が形成され，それが自壊し痂皮の付着が認められた。また，口唇や耳介の内側にも重度の浮腫・紅斑が生じていた。

3. 治療

本症の原因は不明であるが，何らかの免疫学的機序が関与している可能性を説明し，プレドニゾロンを2 mg/kg，経口，1日1回で3日間処方し，3日後に再診とした。

再診2回目（初診時より5日後）

1. 経過

プレドニゾロンに良好に反応し，症状は軽快した。

2. 治療

症状が軽快したためプレドニゾロンを1 mg/kg，経口，1日1回に減量し，7日間処方した。

再診3回目（初診時より12日後）

臨床症状がほぼ消失したため，治療を終了とした。

若年性無菌性肉芽腫性皮膚炎およびリンパ節炎の治療のポイント

概要

若年性無菌性肉芽腫性皮膚炎およびリンパ節炎は主に幼犬にみられる，顔面，耳介および下顎リンパ節の肉芽腫性・膿疱性の炎症性疾患である。通常は3週齢～4カ月齢の幼犬が罹患するが，成犬での発症例も報告されている。詳しい原因は不明だが，グルココルチコイドに反応することから免疫学的な機序が考えられている。

臨床症状

本症例のように，初期には眼瞼，耳介内側，鼻梁およびマズルの腫脹がみられ，24～48時間以内に急速に膿疱や水疱が形成され，下顎リンパ節が著しく腫脹するのが特徴である。全身症状を伴うことはあまりないが，食欲不振や発熱，無菌性関節炎に伴う跛行などがみられることがある。また，顔面だけでなく包皮や肛門周囲に同様の病変が形成されたり，体幹部に化膿性肉芽腫性脂肪織炎が生じることもある。

鑑別診断

重度の細菌感染，毛包虫症および薬物有害反応

診断

確定診断には病理組織学検査が必要であるが，病変の部位的に局所麻酔での生検が難しく，幼犬の症例が多いのであまり強い保定も危険を伴う。また，全身麻酔下での生検も家族に許容されにくい。そのため，通常は特徴的な経過，臨床症状および感染（細菌および毛包虫）の除外により暫定的な診断を行う。感染の除外は押捺塗抹材料の細胞診，スクレーピング（時間的余裕があるのなら細菌培養検査）により行う。細胞診のためのサンプルは可能な限り無傷な膿疱あるいは水疱から採取する。通常，好中球は非変性性で細菌などの病原体は認められず，少数のマクロファージを含む化膿性肉芽腫性炎症像を示す。

インフォームおよび治療

治療の開始が遅れると治癒後に強い瘢痕形成を起こすので，なるべく早期にグルココルチコイド（プレドニゾロン2 mg/kg，経口，1日1回を症状が消失するまで）の投与を開始することが望ましい。可能な限り次の再診日は2，3日後に設定し，症状をみながらグルココルチコイドを漸減していく。再発は原因とともに家族が気にするポイントであるため，治癒したあとには通常は再発しない，と告げるとよいであろう。

Case 11

発症機序の明らかでない皮疹を生じた犬の症例③

トレア動物病院
佐藤理文

症例データ

品種：ウェルシュ・コーギー
性別：去勢雄
初発時年齢：3歳
飼育環境：室内外飼育，同居犬なし
散歩：ほぼ毎日，ゴルフ場など
食事：一般食
予防：狂犬病ワクチン，混合ワクチン，フィラリア予防

初診

1. 問診

2年前に右中足部に瘻孔が形成された。他院にて外用薬などを処方され塗布するも改善は認められず，1年前に同部位の皮膚生検を実施した。病理組織学検査の結果は形質細胞主体の炎症であった。その後，左中足部にも瘻孔が生じ，プレドニゾロンの投与により改善はするものの完治はせず，当院をセカンドオピニオンとして受診した。

2. 検査

(1) 身体検査

両側の中足部腹側面に腫脹，紅斑および瘻孔の形成が認められた（図1）。ボディ・コンディション・スコア（BCS）は4であった。

(2) 皮膚検査

押捺塗抹材料の細胞診では好中球，リンパ球，形質細胞およびマクロファージなどからなる慢性炎症像が認められた。スクレーピングは陰性であった。

3. 診断およびその根拠

特徴的な臨床像から中足部瘻孔形成症が第一に考えられた。そのほか，部位的には異物の刺入なども疑われた。

4. 追加検査・治療

再度の皮膚生検を提案したものの家族の承諾が得られなかったため，中足部瘻孔形成症の仮診断のもと，トコフェロール製剤（ユベラN®：エーザイ㈱）を200 mg/head，経口，1日2回で14日間処方し，14日後再診とした。

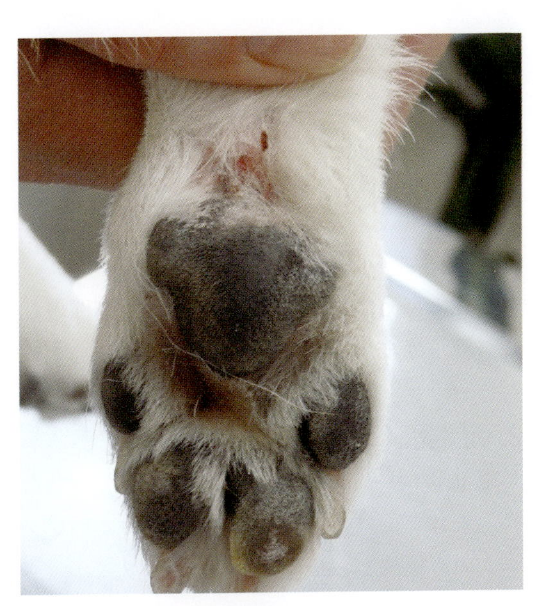

図1　初診時の身体検査所見
中足部腹側面に周囲組織の腫脹を伴う瘻孔が形成されていた。

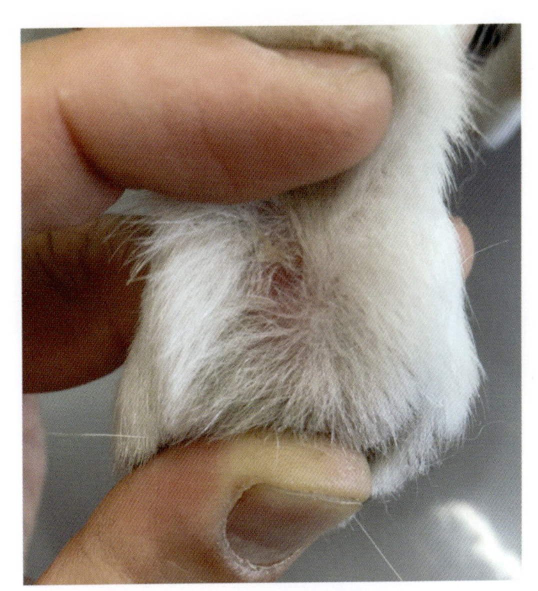

図2　初診時より14日後の身体検査所見
左中足部腹側面には依然として排膿を伴う瘻孔が認められた。

再診1回目（初診時より14日後）

1. 経過

右中足部の瘻孔は閉鎖したが，左中足部の瘻孔からは依然として排膿が認められた（図2）。

2. 治療

肥満からくる中足部に対する慢性的な負荷が持続要因として考えられたため，減量を指示した。トコフェロール製剤は継続とした。

再診6回目（初診時より84日後）

1. 経過

1kgの減量に成功した。左中足部の瘻孔は依然として認められた。

2. インフォーム・治療

前医でプレドニゾロンの投与に良好な反応を示していたとのことだったため，外用グルココルチコイドのクロベタゾール軟膏の1日2回塗布を指示した。

再診21回目（初診時より234日後）

1. 経過

クロベタゾール軟膏の塗布により症状は改善したものの，塗布頻度を減らすと増悪がみられた。

2. 追加検査・治療

異物刺入の可能性も視野に入れ，瘻孔部の皮膚生検を提案し，家族の承諾が得られたため同日に実施した。

再診 23 回目
（初診時より 250 日後）

1. 経過

生検後から抜糸までの間は瘻孔の再発はみられなかったが，抜糸から 6 日目に左中足部に瘻孔が再発した。

2. 診断およびその根拠

病理組織学検査にて結合組織の増生を伴った真皮下層の炎症所見が認められたことから，臨床症状と併せて「中足部瘻孔形成症」と診断した。

3. 治療

トコフェロール製剤に加え，カルバゾクロム（アドナ®：ニプロ ES ファーマ㈱）を 2 mg/kg，経口，1 日 2 回で処方し，2 週間後に再診とした。

再診 24 回目
（初診時より 264 日後）

1. 経過

左中足部の瘻孔は閉鎖したが，周囲の紅斑，腫脹は残っていた。

2. インフォーム・治療

患部の紅斑，腫脹が残っていたため，トコフェロール製剤およびカルバゾクロムを継続とした。

再診 30 回目
（初診時より 330 日後）

1. 経過

瘻孔の再発は認められなかったが，周囲の紅斑，腫脹はまだ認められた。

2. 治療

瘻孔については再発が認められなかったため，トコフェロール製剤を中止し，カルバゾクロムのみ継続とした。

再診 31 回目
（初診時より 258 日後）

1. 経過

トコフェロール製剤を中止しても再発は認められなかった。

2. 治療

カルバゾクロムを中止し経過観察とした。

再診 32 回目
（初診時より 286 日後）

カルバゾクロムを中止しても瘻孔の再発がみられなかったため，治療を終了とした。

中足部瘻孔形成症の治療のポイント

概要

本症はまずジャーマン・シェパード・ドッグで報告されたまれな疾患で，中足部腹側面あるいは足底球背側における境界明瞭な瘻孔形成が特徴である。病変はしばしば両側にみられ，多発することもある。病因は不明でジャーマン・シェパード・ドッグに多発することから家族性の因子も考えられているが，日本ではフレンチ・ブルドッグや柴[1]での報告もある。

臨床症状

深在性で境界明瞭，周囲がわずかに腫脹した瘻孔が，主に中足部腹側面の中央あるいは足底球背側中央に形成される。手根球背側あるいは非常にまれではあるがほかの肉球にみられることもある。瘻孔からは漿液性から粘液性・乳状の滲出液がみられ，触診で圧痛を示し，重度罹患例においては跛行を呈すことがある。

鑑別診断

異物刺傷，深在性膿皮症，深在性真菌症

診断

本症の病理組織学的所見は特異的なものではないため，犬種や臨床症状および罹患部位などと併せて総合的な診断が必要である。しかしながら，ほかの疾患との鑑別には病理組織学検査が必須である。生検サンプルは皮下脂肪組織を含めた採取が必要なため，罹患犬の体格にもよるがくさび型生検が推奨される。小型犬であれば6 mmの生検トレパンでも採取は可能であるが，いずれの場合においても出血量が多くなるため，処置には全身麻酔が必要である。

インフォームおよび治療

病変部の外科的切除による改善は一時的であり，通常は数週間から数カ月で再発する。初期の病変であればプレドニゾロンを1～2 mg/kg，1日1回で14～28日間投与することで治癒することもあるが，慢性例・再発例には無効・禁忌のようである（本症例においても無効であった）。そのほか，フルオシノロンやタクロリムスの外用，テトラサイクリンおよびナイアシンアミドあるいはシクロスポリンの経口投与などによる治療例が報告されているが，日本において報告されている3例はいずれもトコフェロール製剤200 mg/head，1日2回の投与により略治している[1,2]。しかしながら本症例においては，トコフェロール製剤の経口投与では完治に至らなかった。血管強化薬のカルバゾクロムの追加により，トコフェロール製剤を休薬し，さらには完治させることができたため，カルバゾクロムは本症における有効な治療オプションとなる可能性がある。

（とくにジャーマン・シェパード・ドッグ以外の犬種では）報告例が少ないことと，そのため確立された治療法や予後情報がないということを十分にインフォームする必要がある。

■参考文献

1) 石井秀延，片岡　修，馬場智成ほか．犬の中足部瘻孔形成症の2例．獣医臨床皮膚科．22：11-14，2016.

2) 渡辺貴之，星克一郎，坂田郁夫ほか．トコフェノールニコチン酸エステルが奏効したジャーマン・シェパード・ドッグの中足部瘻孔形成症の1例．獣医臨床皮膚科．16：221-222，2010.

Case 12

多数の薬剤，治療法の併用が必要となった犬の症例

ファーブル動物医療センター
堀中　修

12

症例データ

品種：柴
初診時年齢：8歳5カ月
飼育環境：室内飼育，同居動物なし
食事：食物アレルギー用療法食（アミノペプチド フォーミュラ：ロイヤルカナンジャポン㈲）

初診

1. 問診

3年前から体中を引っ掻いており，傷だらけであった。他院にて犬アトピー性皮膚炎の診断を受けていた。2カ月前から膿皮症がひどくなり，背中が脱毛していた。他院にて抗菌薬の注射を受けてから元気がなくなり散歩時も歩かなくなったが，食欲はあった。4カ月前に減感作療法薬（アレルミューン®HDM：日本全薬工業㈱）を6回注射されており，甲状腺ホルモン製剤の投与も受けていた。シクロスポリン（アトピカ®：エランコジャパン㈱）も試したが効果はなく，1カ月間投薬していなかった。

2. 検査

(1) 身体検査

内股に紅斑，腰背部および腋窩から腹部に脱毛，痂皮および紅斑があり，尾部背側には脱毛が認められた（図1）。

(2) 皮膚検査

押捺塗抹材料の細胞診にて，内股の紅斑からは球菌と変性好中球，背側の脱毛部からは球菌が認められた。被毛の鏡検では毛包虫は認められず，皮膚糸状菌は不明であった。

(3) 真菌培養検査

皮膚糸状菌試験用培地（DTM）を用いて培養を開始した。

3. 診断およびその根拠

身体検査所見，問診などから，「犬アトピー性皮膚炎」が存在し，「膿皮症」が併発していることが強く疑われた。鑑別疾患として，皮膚糸状菌症などが考えられた。

4. 治療

1カ月間何も投与していなかったとのことなので，膿皮症に対してセフポドキシムプロセチルを9 mg/kg，経口，1日1回で処方し，

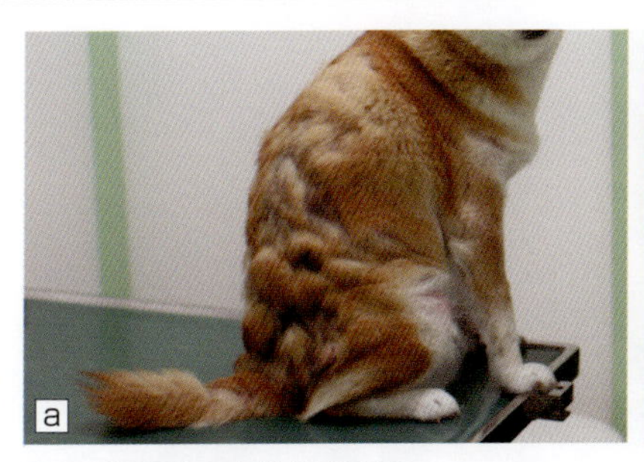

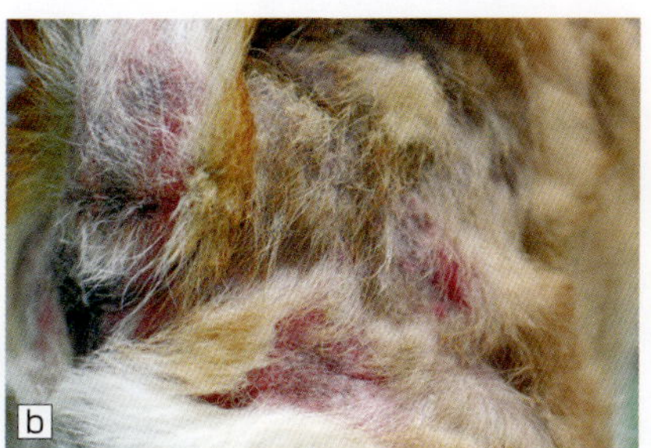

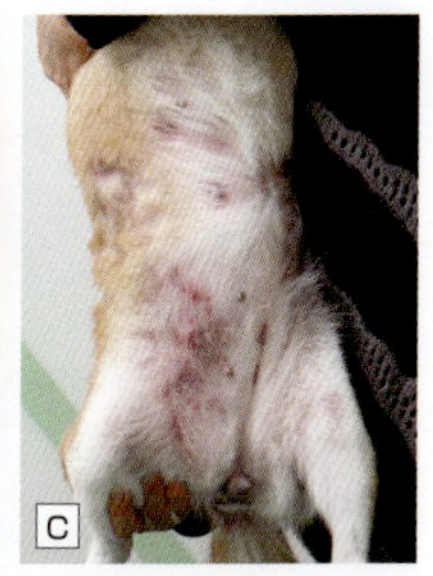

図1　初診時の身体検査所見

腰背部および腋窩から腹部にかけて脱毛，色素沈着，紅斑が認められた（a～c）。腋窩から腹部にかけては鱗屑もみられた（b，c）。

0.2％クロルヘキシジンでの消毒を1日3回，3％過酸化ベンゾイル含有のシャンプー剤（BPO-3シャンプー：共立製薬㈱）によるシャンプー療法を3日に1回実施し，反応をみることとした。膿皮症が治癒しても痒みが残るならば，犬アトピー性皮膚炎の治療を開始すると伝えた。

再診1回目（初診時より20日後）

1．経過

少し毛は生えてきたが，痒みが少しあった。前回の真菌培養検査の結果は陰性であった。

2．検査

(1) 身体検査

前回より紅斑などが改善し，発毛も認められた。垂直耳道は肥厚していた。

(2) 耳垢検査

垂直耳道から採取した材料の塗抹細胞診にて球菌と桿菌が認められた。

(3) 血液検査・血液化学検査・甲状腺ホルモン測定

血液検査ではとくに異常はなかった。家族の希望により甲状腺ホルモン測定も実施したが異常がみられなかった。

3．治療

膿皮症は改善傾向にあったが痒みが残っているということで，犬アトピー性皮膚炎の治療として乳酸菌製剤（皮膚すこやかサポート：亀田製菓㈱）の使用を開始した。膿皮症に対しては前回と同様の治療を続け，甲状腺ホルモン製剤は投与しないこととした。外耳炎に対しては，ゲンタマイシン・クロトリマゾール・モメタゾン含有の点耳薬（モメタオティック®：㈱インターベット）の点耳を1日1回で1週間続け，次の1週間は2日に1回に減量して経過をみることとした。

以降の経過

1．138日後

膿皮症が改善し，乳酸菌製剤を投与しても痒みが増してきたため，アレルミューン®HDM 5を投与し，局所の痒みに対してはヒドロコルチゾンスプレー（コルタバンス®：㈱ビルバッ

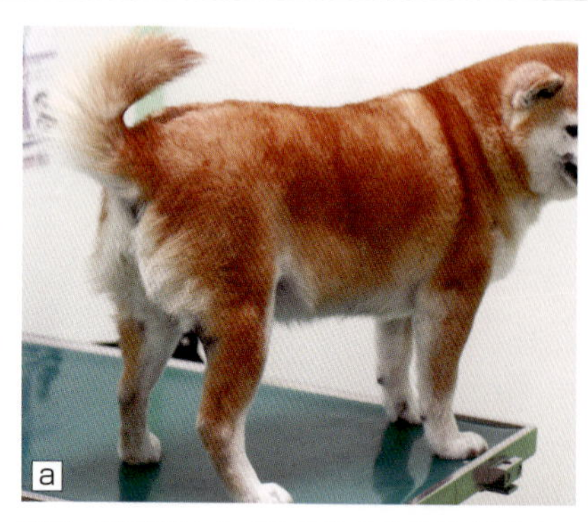
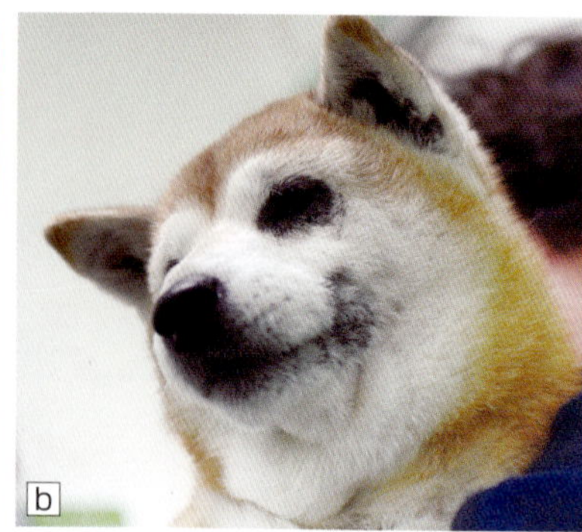
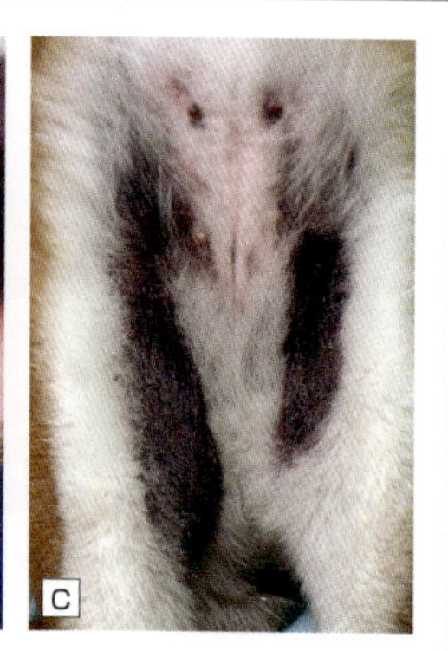

図2　初診時より453日後の身体検査所見
腰背部の皮疹は改善したが（a），口角，眼・鼻の周囲に脱毛，色素沈着，苔癬化が認められた（b）。腹部の皮疹も改善傾向にあったが，鼠径部に脱毛，色素沈着，苔癬化がみられた（c）。

ク・ジャパン）を処方した。1週間後にアレルミューン®HDM10を投与した。

2. 173日後

より痒みが増したため，アレルミューン®HDM10に加えてプレドニゾロンを1 mg/kg，経口，1日1回で導入し，漸減していくこととした。

3. 453日後

プレドニゾロンを0.3 mg/kg，経口，2日に1回に減量し，それに加えて1カ月ごとにアレルミューン®HDM10を投与した。再発を繰り返す膿皮症に対しては抗菌薬，シャンプー剤などで治療を行い改善した（図2）にもかかわらず痒みが増したため，アレルミューン®HDM10，プレドニゾロンを休薬し，オクラシチニブ（アポキル®錠：ゾエティスジャパン㈱）を0.47 mg/kgで使用することとした。常法どおり，最初の2週間は1日2回，その後1週間は1日1回で投与したところ，1日2回投与時は痒みがなかったが，1回にすると少し瘙痒がみられた。そのため，1日1回を基本とし，痒みが強いときは1日2回で投与することとした。

4. 548日後

膿皮症が再発したため，オクラシチニブを1日2回とし，抗菌薬の投与を開始した。

5. 583日後

膿皮症がほぼ治癒したが痒みが治まらなかったため，アレルミューン®HDM10を再投与した。オクラシチニブは1日2回で継続し，アレルミューン®HDM10を約2週間ごとに投与した。

6. 618日後

膿皮症が治癒したにもかかわらず，痒みが治まらなかったため，オクラシチニブを中止し，アレルミューン®HDM10とプレドニゾロン1 mg/kg，1日1回で再導入を試みた。

7. 655日後

プレドニゾロンを0.5 mg/kg，2日に1回まで漸減したところ痒みが悪化したため，オクラシチニブを1日1回で再開した。

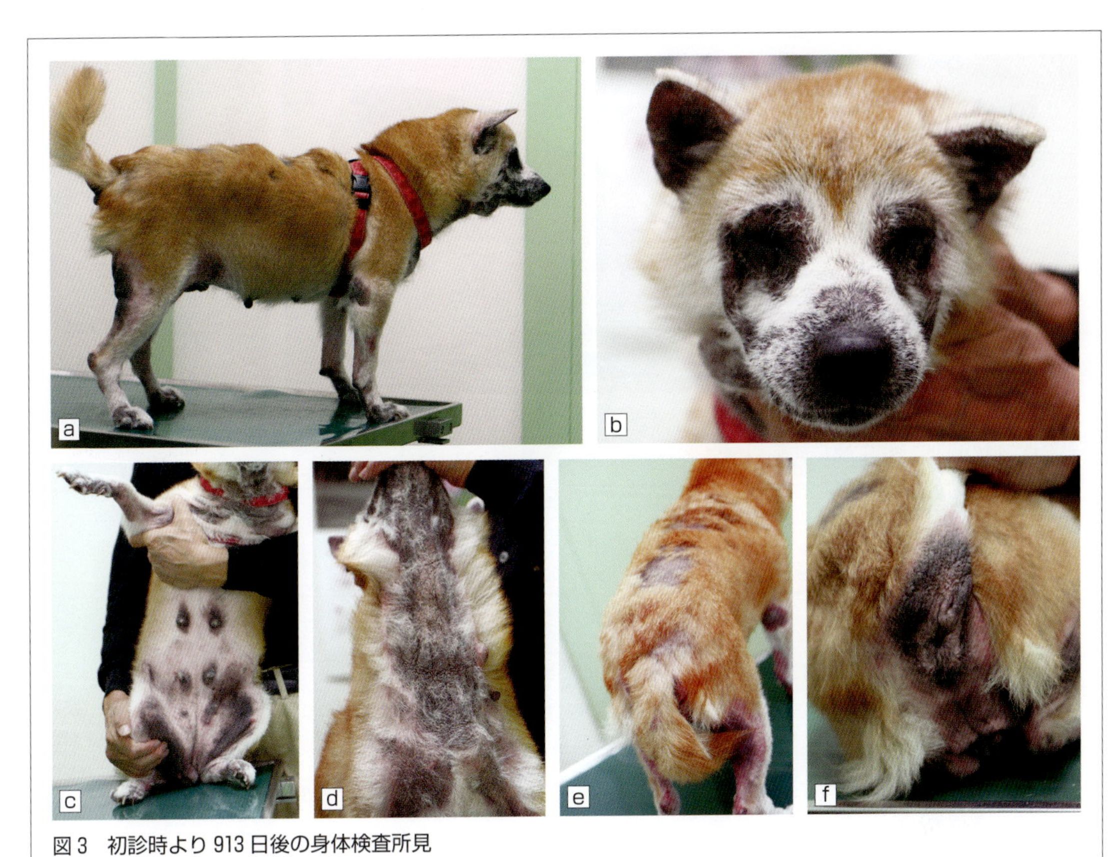

図3　初診時より913日後の身体検査所見

皮疹が悪化し，全身に脱毛，紅斑，色素沈着，苔癬化が生じていた（a～f）。

8. 877日後

押捺塗抹材料の細胞診にてマラセチアも散見されたため，シャンプー剤をミコナゾール・クロルキシレノール・サリチル酸含有の抗真菌性のもの（セボゾール シャンプー：共立製薬㈱）へと変更した。

9. 913日後

痒みがやや増し，皮膚の状態がやや悪化した（図3）ため，ヒドロキシジン（アタラックス®-P カプセル25 mg：ファイザー㈱）を2.3 mg/kg，1日1回で追加した。

10. 1066日後

アレルミューン®HDM10を1カ月に1回，オクラシチニブを1日1回（朝），ヒドロキシジンを1日1回（夜），プレドニゾロンを0.3 mg/kg，2日に1回でそれぞれ投与，さらに抗真菌性シャンプー剤にて1週間に1～2回シャンプーを実施し，良好にコントロールされている（図4）。

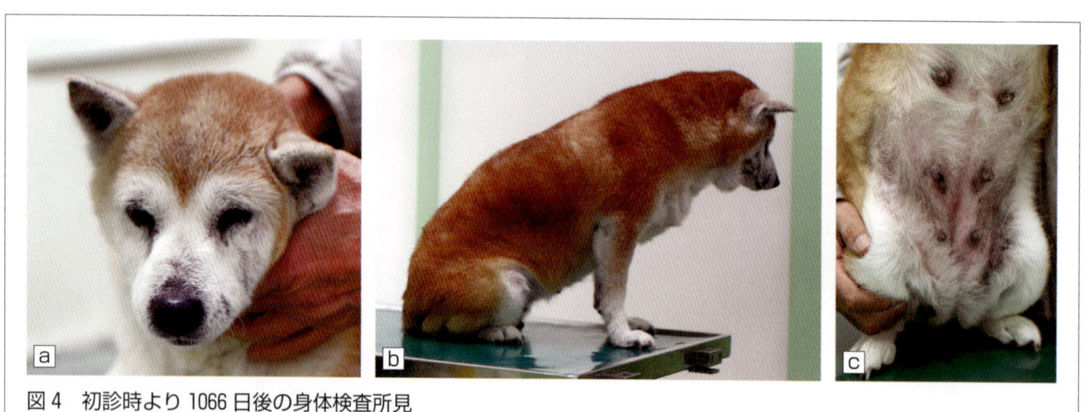

図 4　初診時より 1066 日後の身体検査所見

眼，鼻，口の周囲，腹部に皮疹がみられたものの，全体的に改善した（a～c）。

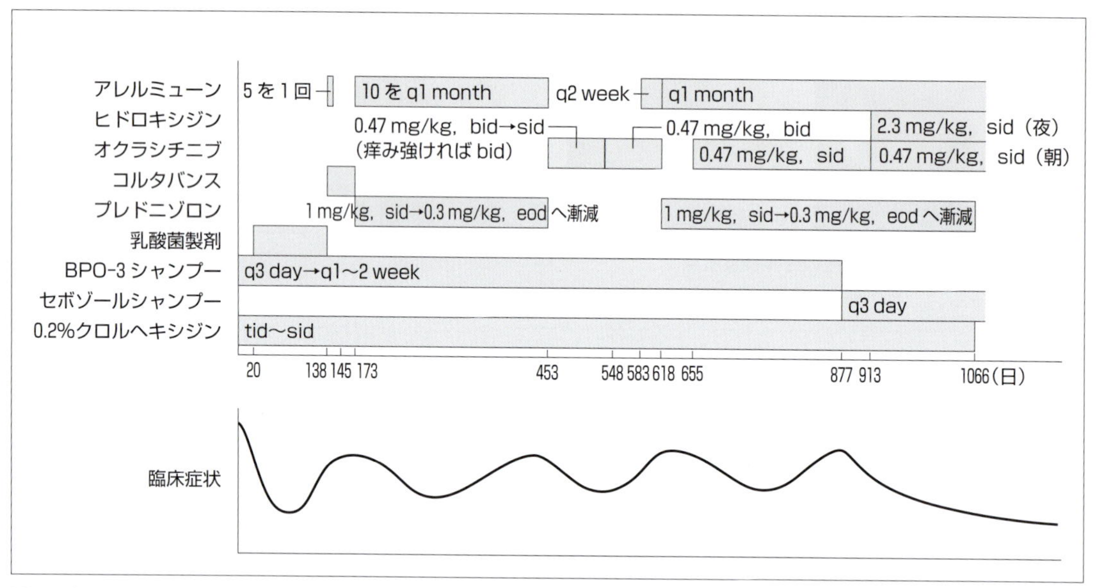

図 5　主な治療と経過

そのほか，抗菌薬，点耳薬を症状に応じて使用している。

tid：1 日 3 回，bid：1 日 2 回，sid：1 日 1 回，eod：2 日に 1 回，q○ day（week，month）：○日（週，カ月）おき

犬アトピー性皮膚炎の治療のポイント

概要

犬アトピー性皮膚炎は，日常的にみられ痒みを伴う皮膚疾患である。

遺伝的素因が関与し，環境中の抗原を吸引または経皮的に吸収することにより発現する。環境抗原に対する IgE 介在性アレルギー反応も重要な発生要因であるといわれている。

臨床症状

一般的な症状は痒みである。

初期は眼や口の周囲，耳介および外耳道，趾間，腋窩，鼠径および会陰部に紅斑や脱毛がよく認められる。

慢性期になると紅斑，苔癬化，色素沈着などもみられる。

鑑別診断

ノミアレルギー性皮膚炎，ノミ以外の外部寄生虫（疥癬，ツメダニ，シラミ，ミミダニなど），毛包炎（表在性膿皮症，毛包虫症，皮膚糸状菌症），マラセチア性皮膚炎，食物アレルギー（除除食などを行う）

診断

- 前述の臨床症状と病歴を重視する。
- 6カ月齢～3歳の間に最初の臨床症状が認められることが多い。
- Favrotらによる診断基準（表）を5項目満たした場合，感度77%，特異度83%とされている。
- 抗原特異的血清IgE検査，皮内反応試験を行う（この検査は，抗原回避が可能であるかや，減感作療法を実施する際の抗原を決定することが目的である）。

治療

- オクラシチニブの投与
- グルココルチコイドの投与
- シクロスポリンの投与
- 組み換え型犬インターフェロンγの投与
- 減感作療法
- シャンプー剤やコンディショナーなどによるスキンケア
- グルココルチコイドの外用
- 抗炎症作用のある薬剤の外用
- 必須脂肪酸の投与
- 抗ヒスタミン薬の投与
- 抗アレルギー薬の投与

以上を組み合わせて治療する。

膿皮症やマラセチア性皮膚炎を続発させないよう皮膚の消毒，シャンプーなどで管理治療し，併発しているときは，適切に治療する。マラセチア性皮膚炎が発症した場合にはグルココルチコイドの量を一時的に増量（1 mg/kgまで）したり，シャンプー療法を強化（3日に1回程度）したりといった対応が考えられる。膿皮症であれば，やはりシャンプー療法の強化に加え抗菌薬の投与を行う。オクラシチニブを1日2回に増量するといった対応も考えられる。

インフォーム

犬アトピー性皮膚炎は完治しないため，生涯にわたって管理治療（投薬，スキンケア，ノミの駆除，室内の掃除など）が必要であることを伝える。

本症例は食事アレルギーがすでに除外されており，臨床症状と病歴より犬アトピー性皮膚炎であることは疑いないと思われた。膿皮症やマラセチア性皮膚炎が併発し，とくに繰り返す膿皮症により痒みが増強し，痒みのコントロールが困難であったが，さまざまな投薬を行い，現在のところ良好に経過している。

アトピー性皮膚炎は完治する疾患ではなく，家族の協力がなくては維持管理ができない（投薬，消毒，シャンプーなど）ため，家族が信頼して治療についてこられるかどうかが重要である。本症例でも，家族が消毒やシャンプーなどのスキンケアをしっかりと行えたときには，良好に経過するようであった。したがって，インフォームがもっとも重要である。

表　Favrot らによる診断基準[1)]

- 3 歳までに初発している
- 主に室内飼育である
- 痒みが発疹に先行している
- 前肢に病変がみられる
- 耳介に病変がみられる
- 耳介辺縁に病変がない
- 腰背部に病変がない

■参考文献

1）Favrot C, Steffan J, Seewald W, *et al.* A prospective study on the clinical features of chronic canine atopic dermatitis and its diagnosis. *Vet Dermatol.* 21: 23-31, 2010.

Case 13

再発を繰り返し，基礎疾患の探索が求められた犬の症例

ひまわり動物病院
河口祐一郎

症例データ

品種：フレンチ・ブルドッグ
性別：避妊雌
初診時年齢：6歳
飼育環境：室内飼育，同居動物なし
食事：朝は一般食（市販のドライフード），夜は手作り食（白米，鶏肉，魚など）
シャンプー：過酸化ベンゾイル含有のシャンプー剤で週1回実施

初診

1. 問診

2〜3歳頃から臀部周囲に瘙痒，脱毛，痂皮が認められた。他院にて抗菌薬とプレドニゾロンを処方され，良化と悪化を繰り返してきた。今回もこれまで同様の治療を行ったが改善がなかったことから，他院にて病理組織学検査を行い，深在性膿皮症・異物性肉芽腫と診断された。その後も治療に反応がなく，瘙痒は悪化し，痂皮，びらんが拡大してきた。

2. 検査

(1) 身体検査

肩甲部に痂皮・びらん，臀部から大腿部にかけて紅斑・痂皮・脱毛，趾間には腫脹，紅斑が認められた（図1）。

(2) 皮膚検査

被毛の鏡検，スクレーピングはいずれも陰性であった。押捺塗抹材料の細胞診では球菌，変性好中球（貪食あり）が認められた。

3. 診断およびその根拠

皮疹の状態，球菌の貪食像が認められたこと，写真ではわかりにくいが皮膚表面にドーム状に隆起した大型の丘疹が多数触知されたことから「膿皮症」と診断した。

4. 追加検査・治療

過去の治療への反応がみられなかったことから耐性菌の感染が疑われたため，びらん部位より採取した材料にて細菌培養および薬剤感受性検査を実施した。

治療として抗菌薬の経口投与と2.5％クロルヘキシジンによる消毒を1日2回行うこととした。薬剤感受性検査の結果が得られるまでの間，過去に使用したことがないと思われるロキ

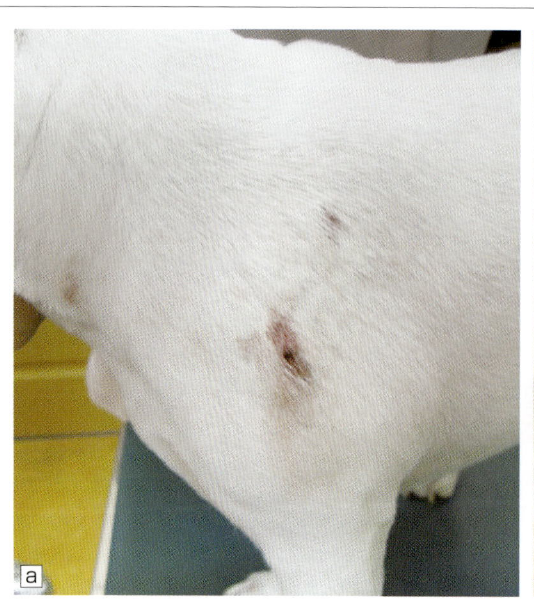

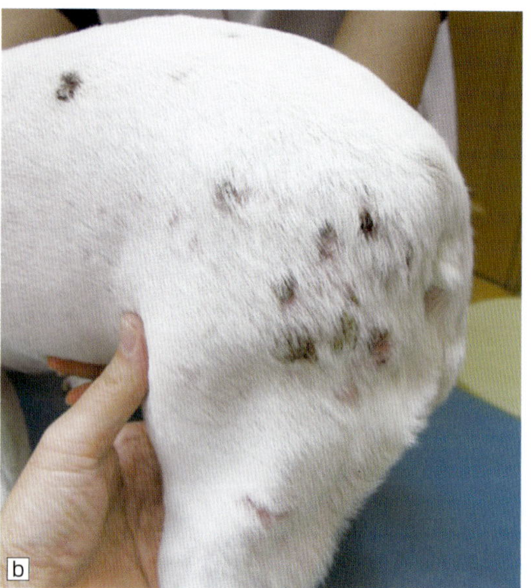

図１　初診時の身体検査所見

肩甲部（a）と大腿部外側（b）に，自潰し漿液塊の付着した病変が散在していた。

シスロマイシンを5 mg/kg，経口，1日2回で処方した。そのほか，セラミド製剤（ダームワン®：㈱ビルバックジャパン）を1回1本，週1回患部に塗布することとした。

再診３回目（初診時より２週間後）

1．経過

ロキシスロマイシンが効果的であったようで，膿皮症の症状はかなり軽減していた。しかし，趾間の紅斑と体全体の瘙痒は依然として認められた。細菌培養および薬剤感受性検査の結果，*Staphylococcus schleiferi* が分離された（表）。

2．検査

身体検査では肩甲部，臀部に脱毛が認められた（図2）。

表　細菌培養および薬剤感受性検査結果

薬剤名	*Staphylococcus schleiferi*
アモキシシリンクラブラン酸	S
オキサシリン	R
セファレキシン	R
セフポドキシムプロキセチル	S
エンロフロキサシン	S
ゲンタマイシン	S
クリンダマイシン	S
ドキシサイクリン	S
ミノサイクリン	S
クロラムフェニコール	S
ホスホマイシン	S
ST合剤	S

R：耐性，S：感受性

3．治療

膿皮症の症状は改善しているものの，深在性膿皮症の場合は長期にわたる抗菌薬の使用が必要とされるため，もうしばらくロキシスロマイシンを継続することにした。また，症状が改善しても瘙痒が残っていることから，犬アトピー

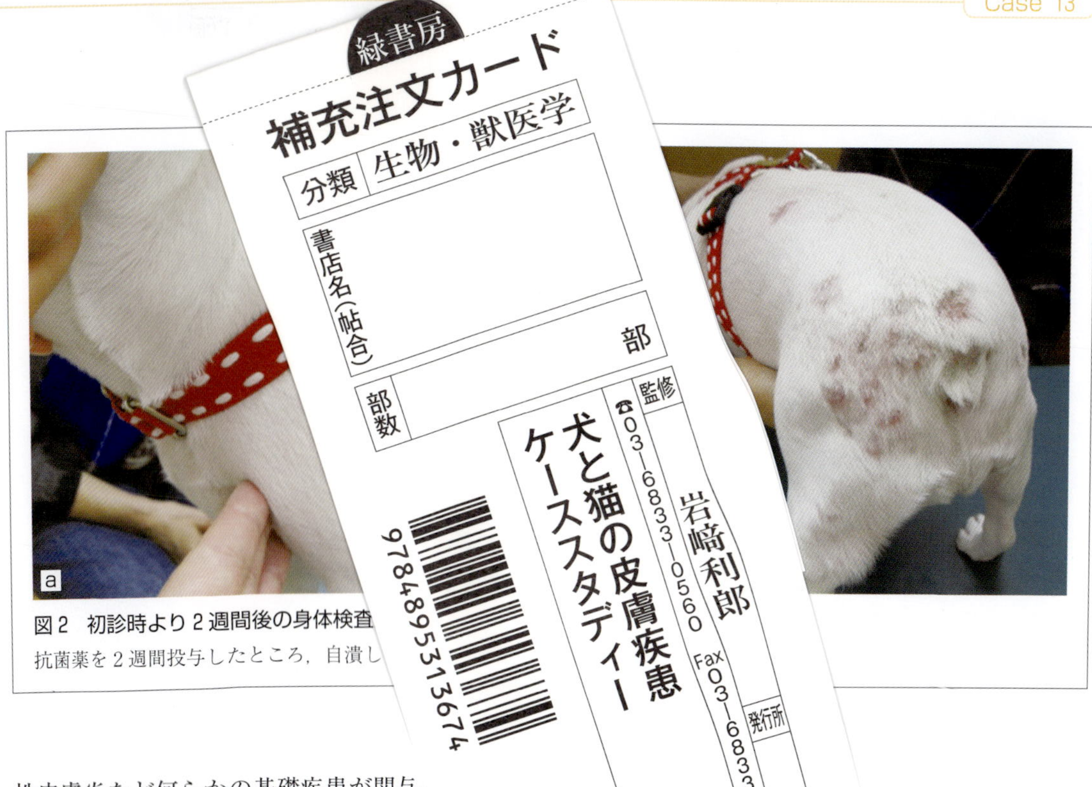

図 2　初診時より 2 週間後の身体検査
抗菌薬を 2 週間投与したところ，自潰し

性皮膚炎など何らかの基礎疾患が関与
可能性も考えられると伝えた。

再診 5 回目 (初診時より 9 週間後)

1. 経過

丘疹，紅斑，痂皮は消失し，瘙痒は残っていたが初診時よりかなり改善したことから，第 28 病日にロキシスロマイシンを中止した。その後，第 63 病日に大腿部外側に丘疹，脱毛，痂皮，びらんの再発が認められた（図 3）。

2. 検査

押捺塗抹材料の細胞診では球菌，変性好中球が認められた。スクレーピングの結果は陰性であった。

3. 診断およびその根拠

細胞診で球菌，変性好中球が認められ，スクレーピングの結果は陰性であったことから，前回と同じ膿皮症であると考えられた。

あり，球菌の貪食像
スロマイシンの投
による消毒，セラ

後）

大腿部外側の皮疹は消失したが，紅斑と瘙痒が残った（図 4）。肢端にも瘙痒が認められた。

2. 診断およびその根拠

皮疹は消失しているにもかかわらず瘙痒が残っていたため，基礎疾患に犬アトピー性皮膚炎が関与している可能性が高いと考えられた。

3. 治療

犬アトピー性皮膚炎が疑われるため，試験的治療としてオクラシチニブを 0.5 mg/kg，経口，1 日 2 回で処方した。ロキシスロマイシンの投与は終了とした。

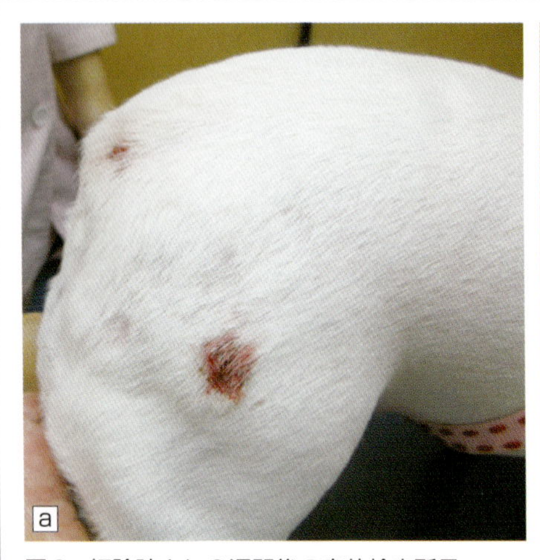

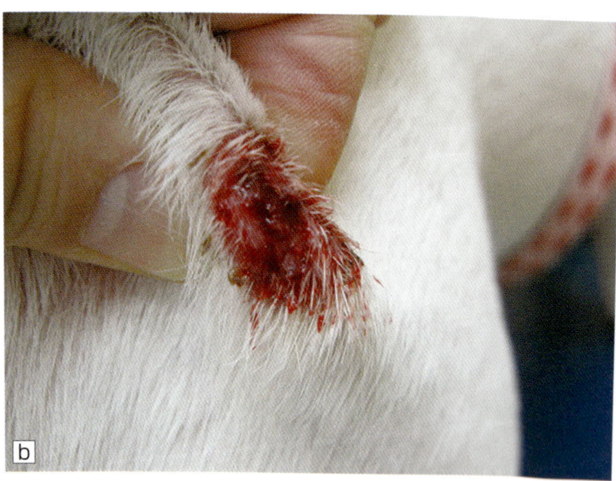

図3　初診時より9週間後の身体検査所見
抗菌薬の中止後，大腿部外側に自潰した病変が再発した（a，b）。

再診9回目（初診時より14週間後）

1. 経過

大腿部および肢端の紅斑，瘙痒はほぼ消失した（図5）。

2. 診断およびその根拠

オクラシチニブ投与により瘙痒が軽減したことも含め，「犬アトピー性皮膚炎」と考えられた。

3. 治療

オクラシチニブにてコントロールできているため，これを1日1回で継続とした。

以降の経過

執筆時点でもオクラシチニブは継続しており，膿皮症の再発はみられなかった。

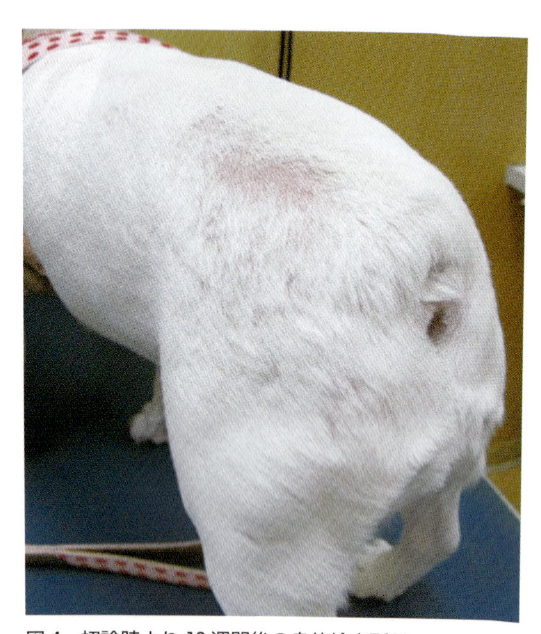

図4　初診時より12週間後の身体検査所見
抗菌薬と外用消毒液により大腿部の病変は消失し，発毛がみられた。瘙痒は残っていた。

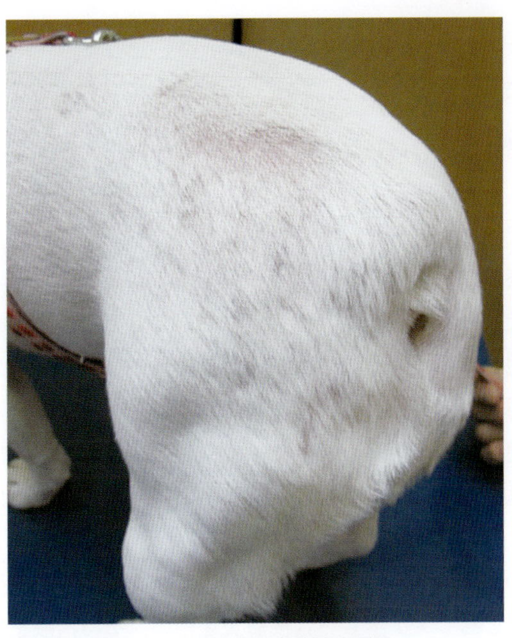

図5 初診時より14週間後の身体検査所見

オクラシチニブの投与により瘙痒がかなり軽減したことで，さらなる発毛がみられた。

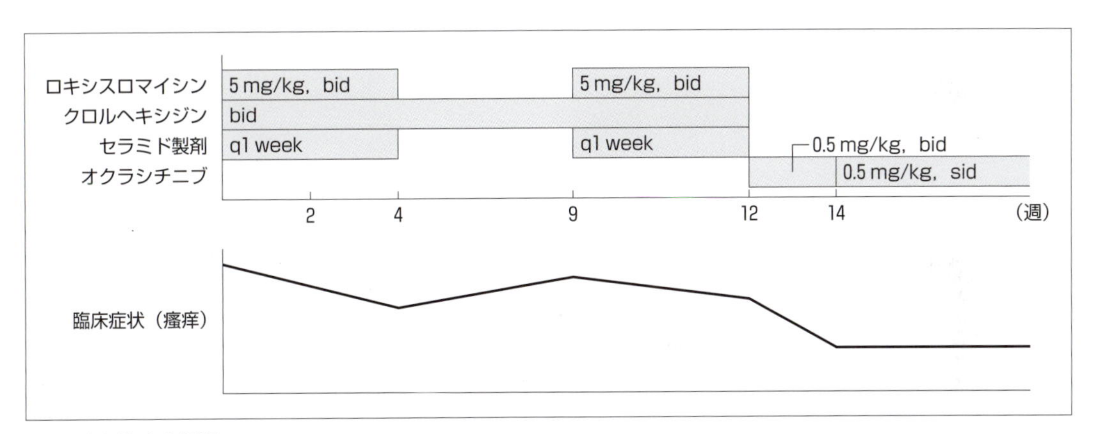

図6 主な治療と経過

bid：1日2回，sid：1日1回，q1week：1週間おき

治療のポイント

膿皮症の概要についてはCase 03も参照されたい。

短毛種の膿皮症は大型のドーム状丘疹を形成すること，病態が進行すると丘疹が自潰し，クレーター状の深いびらんを形成することが特徴である。本症例ではその特徴が現れており，最初に疑われたのは膿皮症であった。また，病理組織学検査でも，深在性膿皮症，異物性肉芽腫と診断された。しかし，最終的にはオクラシチニブの投与によりコントロールが可能となったことから，基礎疾患としての犬アトピー性皮膚炎が病態において重要な役割を果たしていると考えられた。短毛種の被毛は剛毛であるため，犬アトピー性皮膚炎に伴う過度の舐め壊しにより被毛が毛包を傷め，異物性肉芽腫に類似した炎症反応を起こしたものと考えられる。本症例ではクロルヘキシジンによる皮膚表面の消毒を行ったが，このようにして起きた炎症は毛包周囲の深い病変となるため，あまり効果はなかったものと思われる。感染管理としては，抗菌薬の経口投与のほうが効果的であった。

本症例に限らず，繰り返し再発する膿皮症の場合，何らかの基礎疾患が隠れていることがある。本症例では基礎疾患として犬アトピー性皮膚炎を疑い，その治療を行うことで，たびたび再発していた膿皮症の再発を防ぐことができた。膿皮症の治療のみでうまくいかない場合は頭を切り替えて基礎疾患を探し，その管理を行うことが重要であると，あらためて感じた症例であった。

Case 14

炭酸泉浴により皮膚症状の改善が認められた犬の症例

VetDerm Osaka
下浦宏美

症例データ

品種：ミニチュア・ダックスフンド
性別：避妊雌
初診時年齢：11歳
飼育環境：室内飼育，同居動物なし
散歩：公園
食事：動物病院取扱の総合栄養食
シャンプー：他院で処方されたシャンプー剤で週2～3回実施

初診

1. 問診

鱗屑が多く痒みが強いとの主訴で来院した。4年前に乳腺腺癌で外科手術および化学療法を受けており，その頃から皮膚の症状が悪化してきた。以前グルココルチコイドを経口投与していた頃は痒みが緩和されていた。受診時はオクラシチニブ0.6 mg/kgを1日2回経口投与し，サリチル酸と抗菌薬含有のシャンプー剤と保湿成分含有のシャンプー剤で週2～3回シャンプーしていたが，痒みが続いていた。

2. 検査

(1) 身体検査

全身に乾燥した鱗屑の増加が認められた。四肢には皮膚の肥厚，紅斑，脱毛を，鼻梁にも脱毛を伴っていた（図1）。

(2) 皮膚検査

脱毛部位の押捺塗抹材料の細胞診では少数のマラセチアが検出された。スクレーピングでは寄生虫は検出されなかった。

3. 診断およびその根拠

皮膚が全体的に乾燥し，鱗屑が増加していたことから，「脂漏症（乾性脂漏）」が痒みの悪化要因と考えられた。本症例における脂漏症の原因としては，シャンプーによる皮脂の不足，犬アトピー性皮膚炎による皮膚の乾燥などを考えた。

4. 治療

皮膚検査で微生物の感染が認められなかったため，サリチル酸と保湿成分含有のシャンプー剤でのシャンプーに変更し，回数は週1～2回とした。シャンプーの後にはセラミド含有の保湿剤を使用した。オクラシチニブは1日2回の投与を続けた。

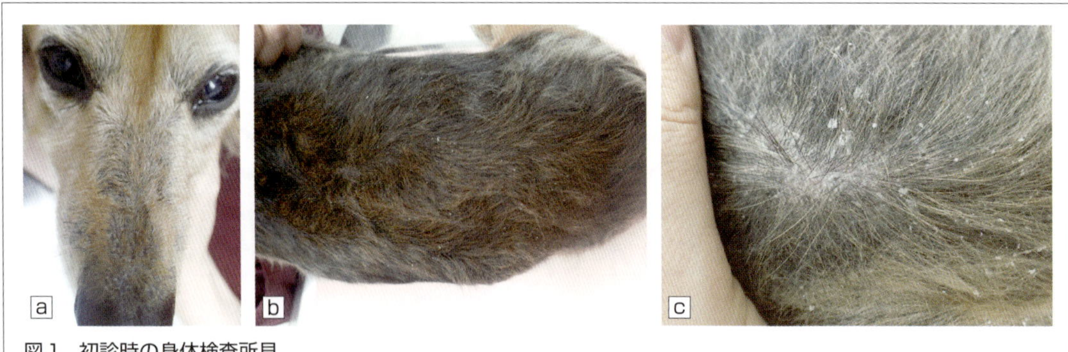

図1　初診時の身体検査所見
顔面に鱗屑，脱毛，色素沈着が認められた（a）。体幹部にも多量の鱗屑が認められた（b，c）。

再診1回目（初診時より1カ月後）

1．経過

毛の再生がみられた。痒みも少し改善してきたが，脇腹付近にまだ痒みが残っていた。

2．皮膚検査

(1) 身体検査

鱗屑・脱毛には改善傾向が認められたが，鱗屑は続いていた（図2）。

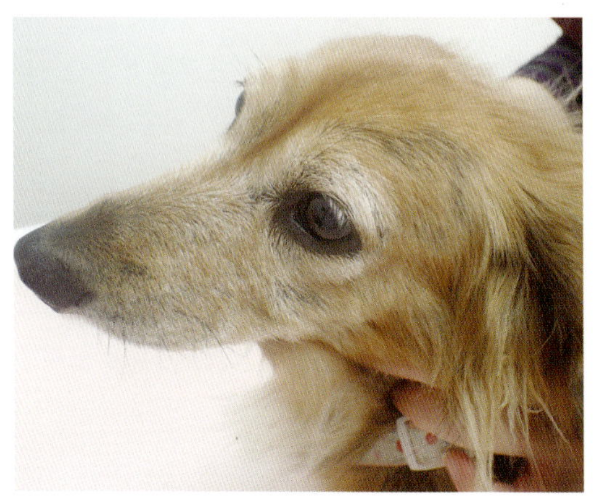

図2　初診時より1カ月後の身体検査所見
顔面の鱗屑，脱毛には改善が認められた。

(2) 皮膚検査

脇腹の痒みを伴う部分の押捺塗抹材料の細胞診にて球菌と変性好中球が検出された。左右の耳垢からも球菌と少数の変性好中球が検出された。

3．治療

症状には改善が認められたが，鱗屑が残り皮膚は乾燥していたため，保湿成分含有のシャンプー剤でのシャンプーに変更した。シャンプー剤の使用方法を説明した際，家族からシャンプー時に強く擦っていたとの話があった。

皮膚検査の結果，細菌感染が確認されたため，5%クロルヘキシジンの3倍希釈液で1日2回消毒を行うこととした。痒みは緩和されてきた様子であったため，オクラシチニブの投与は1日1回に減量した。

再診2回目（初診時より2カ月後）

1．経過

オクラシチニブを1日1回に減らすと痒みが悪化したため1日2回で与え，受診時は痒みが安定していた。シャンプーは週2回行っていた。

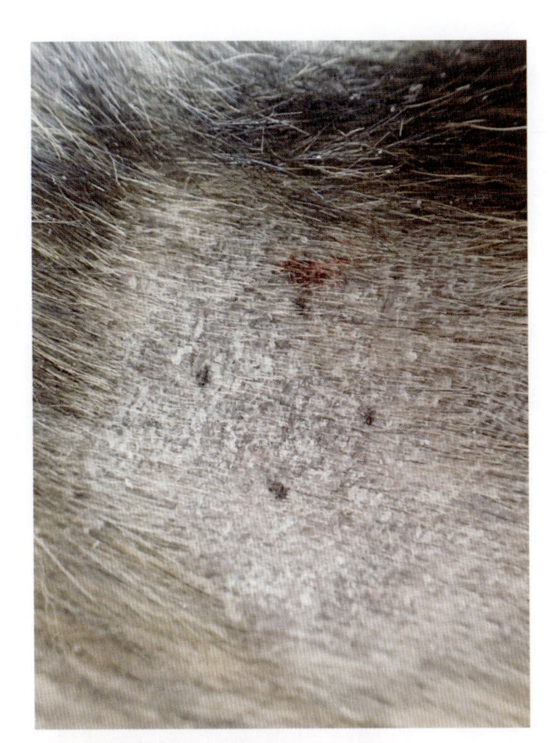

図3　初診時より2カ月後の身体検査所見
この部位から皮膚生検を行った。

2. 検査

(1) 身体検査

症状に大きな変化は認められなかった（図3）。

(2) 皮膚検査

前回の再診時と同部位の押捺塗抹材料の細胞診ではマラセチアが少数検出され，好中球やリンパ球が散見された。

3. 追加検査

初診時よりは脱毛や痒みが改善していたが，オクラシチニブの1日1回投与では痒みのコントロールが難しい状態であった。鱗屑も続いていたことから，内分泌疾患による脂漏症の可能性がないか，血液検査・血液化学検査を行うこととした。

(1) 血液検査・血液化学検査

血液検査・血液化学検査ともに正常であった。

(2) 病理組織学検査

血液検査・血液化学検査からは脂漏症の原因となる内分泌疾患などが疑われなかったため，脂漏症の原因探索のために図3に示した部位の病理組織学検査を実施した。

真皮の血管周囲および汗腺周囲に軽度の炎症細胞浸潤が認められた。炎症細胞はリンパ球が主体で，ほかに肥満細胞，形質細胞，組織球が認められた。また，拡張したアポクリン腺が多く認められた（図4）。

4. 治療

病理組織学検査の結果から，本症例の乾性脂漏には犬アトピー性皮膚炎と汗の分泌異常が関与している可能性が示唆された。そこで，汗の分泌機能改善を図るために炭酸泉の入浴を週2回，病院または自宅で実施した。

再診3回目
（初診時より6カ月後）

1. 経過

痒みはまだ残るが，皮膚の状態はよくなってきた。オクラシチニブは1日1回，痒みが強い時は1日2回で与えていた。自宅での炭酸泉浴を週2回，シャンプーは週1回行っていた。

2. 皮膚検査

(1) 身体検査

鱗屑はかなり減少していた（図5）。右側前腕部分に紅斑と鱗屑，左側腋窩付近に痂皮が認められた。

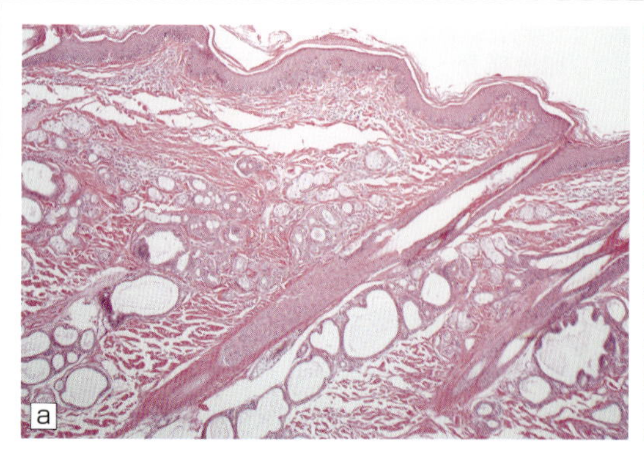

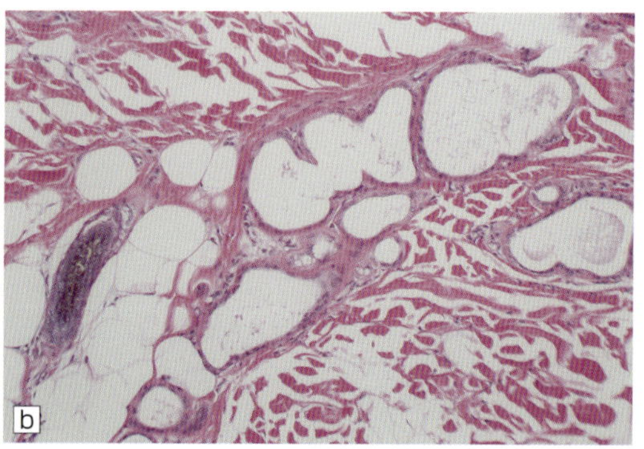

図4　病理組織学検査所見

a：弱拡大，b：強拡大
拡張したアポクリン腺が認められた。

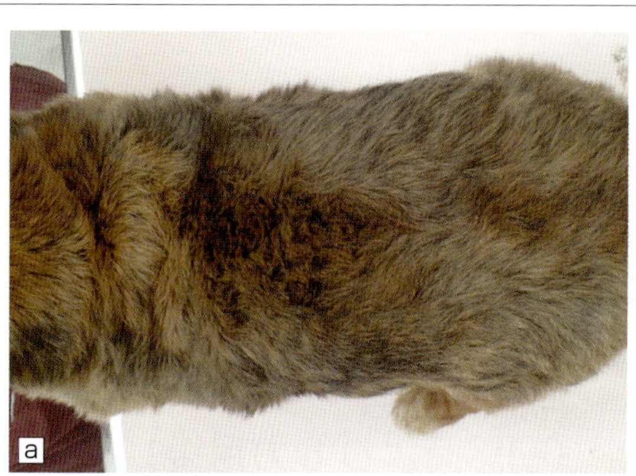

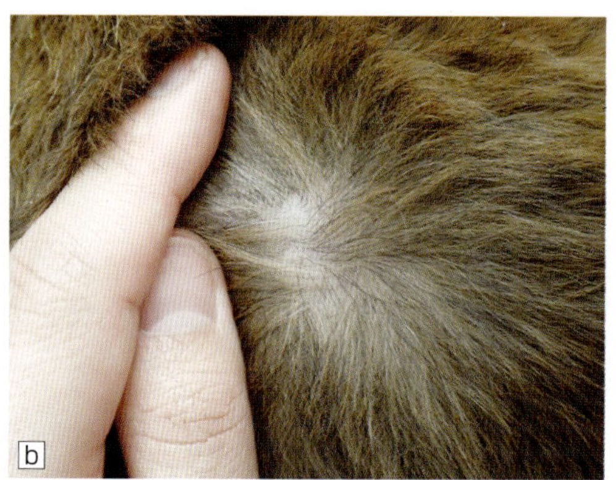

図5　初診時より6カ月後の身体検査所見

鱗屑の減少が認められた（a，b）。

(2) 皮膚検査

押捺塗抹材料の細胞診にて腋窩からは球菌と好中球，好酸球が検出された。前腕部からは微生物や炎症細胞などは認められなかった。

3. 治療

鱗屑はかなり減少し，ほとんど認められなくなっていた。痒みは残るが緩和されていたため，オクラシチニブの投薬は可能であれば1日1回とすることを勧めた。右側腋窩は膿皮症と診断し，5%クロルヘキシジンを水で2倍に希釈して1日2回消毒を行うこととした。

以降，炭酸泉浴は週2回で続けており，炭酸泉浴を開始してから8カ月後にはオクラシチニブを2日に1回の投与まで減量することができた。

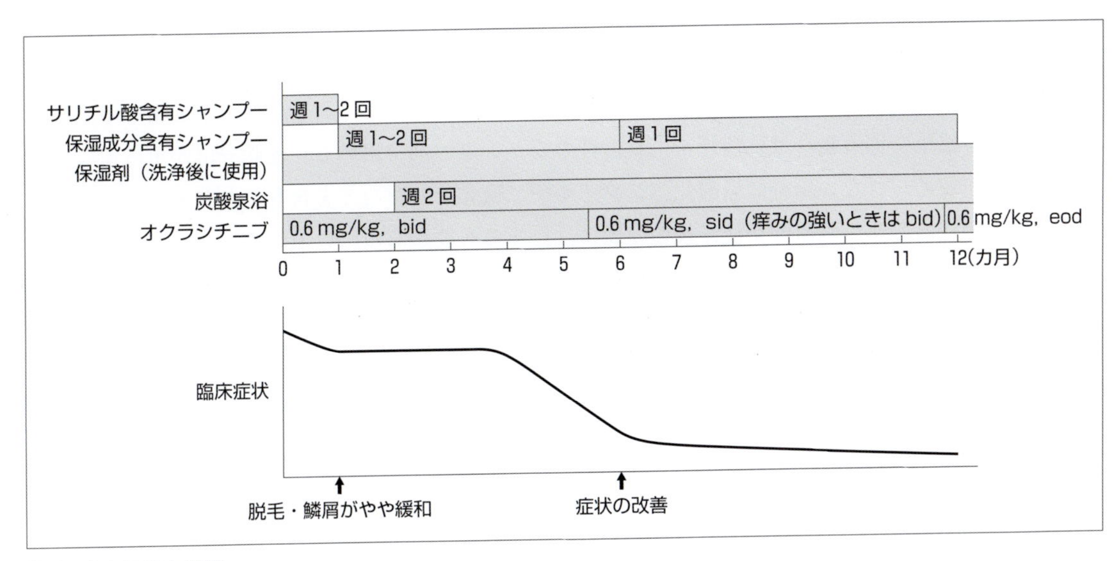

図6　主な治療と経過
bid：1日2回，sid：1日1回，eod：2日に1回

脂漏症の治療のポイント

概要

脂漏症は鱗屑が増加する落屑性皮膚疾患を示す用語として用いられてきた。落屑性皮膚疾患は皮膚の角化異常が原因であることから，角化症または角化障害という用語で表されることも多い。遺伝性の角化異常性疾患である一次性脂漏症と基礎疾患に起因する二次性脂漏症とに分けられ，日常的には二次性に多く遭遇する。二次性脂漏症の主な原因には感染症（膿皮症，皮膚糸状菌症，マラセチア性皮膚炎），寄生虫症（毛包虫症，疥癬，ツメダニ症），アレルギー性疾患（ノミアレルギー性皮膚炎，犬アトピー性皮膚炎，食物アレルギー），内分泌疾患（甲状腺機能低下症，クッシング症候群），栄養障害（ビタミンA反応性皮膚症，亜鉛反応性皮膚症），免疫介在性疾患（落葉状天疱瘡，紅斑性天疱瘡，円板状エリテマトーデス，全身性エリテマトーデス，薬疹，脂腺炎），代謝性疾患（消化・吸収不良，壊死性遊走性紅斑），腫瘍（上皮向性リンパ腫，扁平上皮癌）などがある。

診断

ヒストリー（動物種，品種，年齢など）と身体検査所見（病変の分布，全身症状の有無など），各種皮膚検査，血液検査・血液化学検査，画像検査により診断する。

インフォームおよび治療

原因となる疾患の治療とともに，治療の補助として入浴，シャンプー，保湿などの外用療法を行う。乾燥が強い症例では保湿効果の期待される炭酸泉浴や食塩泉浴を行う。シャンプーには保湿成分とアミノ酸系界面活性剤含有のシャンプー剤を用い，回数は最小限とする。皮脂分泌が多い場合は硫黄泉浴やマイクロバブルを行い，サリチル酸や硫黄含有のシャンプー剤を用いる。細菌や真菌の感染を伴う場合は抗菌性・抗真菌性のシャンプー剤を用いる。皮脂分泌が重度でこれらの効果が認められない場合は過酸化ベンゾイルや二硫化セレンなどを含有したシャンプー剤を用いることがあるが，刺激性や洗浄後の乾燥に注意する必要がある。いずれの場合も洗浄後は必ず保湿剤を使用する。痒みが非常に強い場合やびらん，潰瘍などの皮疹を伴う場合は，治療による症状の改善を待って洗浄を行うなどの配慮も大切である。

本症例は犬アトピー性皮膚炎に併発した乾性脂漏症であった。いちばんの問題は，オクラシチニブを1日2回で投薬しているにもかかわらず，痒みや皮膚の症状が改善していないということであった。このようなケースでは，原因として犬アトピー性皮膚炎の治療が不十分である（食物アレルギーの併発など），間違ったスキンケアを行っている，栄養が不足している，脂漏症を生じるほかの疾患が存在しているといったことが考えられる。

本症例は初診時に全身に乾燥した鱗屑が多く認められた。脱脂力の強い抗菌性シャンプー剤で頻回にシャンプーしていたことから，まずシャンプーによる乾燥を疑った。そこで，シャンプー剤をサリチル酸と保湿成分を含有したもの，保湿成分含有のものに段階的に変更し，皮膚を強く擦らずに優しく洗い，シャンプー後は保湿剤を使用するよう指示した。結果，部分的には改善が認められたが症状は持続していた。

本症例は高齢になってから皮膚症状が悪化したため，犬アトピー性皮膚炎以外に基礎疾患が存在する可能性も考えられた。そのため血液検査・血液化学検査と病理組織学検査を実施したが，ほかの疾患は認められず，犬アトピー性皮膚炎に一致する所見とアポクリン腺の拡張が認められた。アポクリン腺の拡張は犬アトピー性皮膚炎の慢性期にしばしば認められ，多汗と関連していることが多いとされている[1)]。しかし，本症例では多汗の所見は認められず，むしろ不足しているように感じられた。

炭酸泉浴は血流促進，発汗促進，保湿，抗菌などの作用を有することが知られている。本症例では炭酸泉浴を週2回，約2カ月間続けた結果，鱗屑が消失し痒みの軽減が認められた。このことから，炭酸泉の保湿効果によって皮膚の角化が正常化し，臨床症状が改善したと考えられた。

犬アトピー性皮膚炎の症例は皮膚が乾燥しやすい傾向にあることが，これまでの報告で明らかになっている[2)]。本症例の治療においても，犬アトピー性皮膚炎の症例には，皮膚の乾燥に留意したスキンケアを行う必要があることを再認識した。また，治療に反応が乏しいケースに対しては，病態を明らかにするために病理組織学検査が有用であると考えられた。

■参考文献

1) Gross TL, Ihrke PJ, Walder EJ, *et al.* Skin Diseases of the Dog and Cat, Clinical and Histologic Diagnosis, 2rd ed. Wiley-Blackwell. 2005.
2) Shimada K, Yoon J, Yoshihara T, *et al.* Increased transepidermal water loss and decreased ceramide content in lesional and non-lesional skin of dogs with atopic dermatitis. *Vet Dermatol.* 20: 541-546, 2009.

Case 15

症状が重く，確定診断を待たずに治療をはじめる必要のあった犬の症例

本郷どうぶつ病院
山岸建太郎

15

症例データ

品種：トイ・プードル
性別：未避妊雌
初診時年齢：6歳5カ月
飼育環境：室内飼育，同居動物なし
散歩：ほぼ行かない
食事：皮膚用療法食。副食としてパンなど
シャンプー：市販のもので週1回程度実施
予防：狂犬病ワクチン（最終接種は約4カ月前），フィラリア予防（イベルメクチンのチュアブル製剤）。混合ワクチンはここ数年は接種なし，ノミ・マダニ予防なし

初診

1. 問診

4カ月前から眼の周囲，耳，鼻がただれ，VASスコア（Case 02参照）にて7/10程度の痒みがみられた。シャンプーは市販のシャンプー剤で週1回程度実施しているが，使用するとただれが悪化した。食欲・元気などの一般状態は良好であった。発症後，他院にてプレドニゾロン，抗菌薬などで治療を行ったが改善がなかったため，当院を受診した。

2. 検査

(1) 身体検査

体重4.6 kg，ボディ・コンディション・スコア（BCS）4/5，体温39.6℃，聴診異常所見なし。体表リンパ節の腫大なし。歩様の異常なし。

皮疹は頭部に集中しており，鼻部，口唇周囲，眼瞼周囲，耳介内側にびらん，潰瘍および痂皮が認められた（図1）。鼻鏡にびらん，潰瘍および色素脱失が認められた（図2）。歯肉は軽度に発赤し（図3），硬口蓋に紅斑とびらんが認められた（図4）。体幹や四肢に皮疹は認められなかったが，肛門周囲にはびらんが認められた（図5）。病変部に水疱などの原発疹をみつけることはできなかった。

(2) 皮膚検査

びらん部の押捺塗抹材料の細胞診では，ライトギムザ染色においては多数の好中球が認められたが，グラム染色においては細菌は認められなかった。

3. 診断およびその根拠

グラム染色により細菌が認められなかったことから，単純な感染症は否定的であると考えた。びらんの状態から，表皮と真皮の境界付近で炎症を起こす疾患を疑った。また発熱がみら

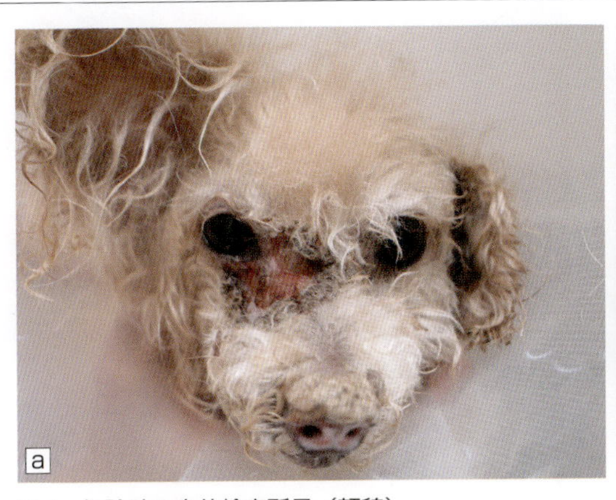

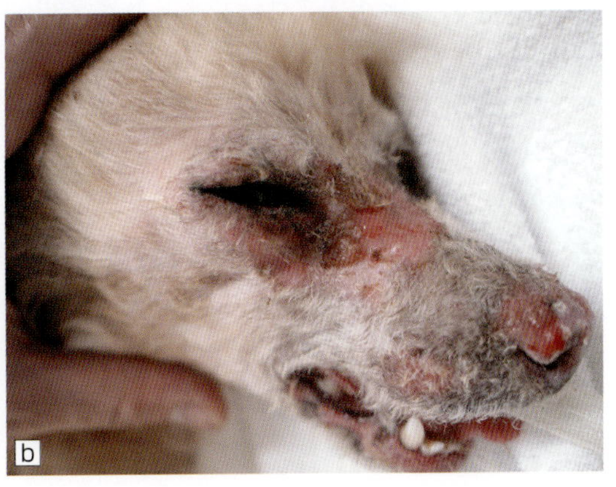

図1　初診時の身体検査所見（顔貌）

眼および鼻の周囲にびらんおよび重度の痂皮がみられた（a）。bは痂皮を除去した皮膚の状態。

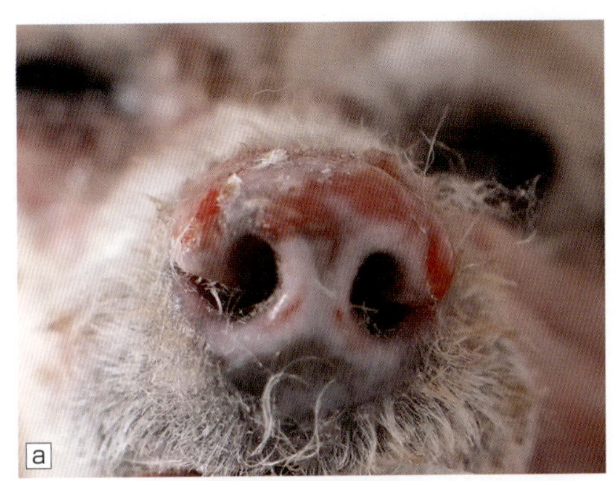

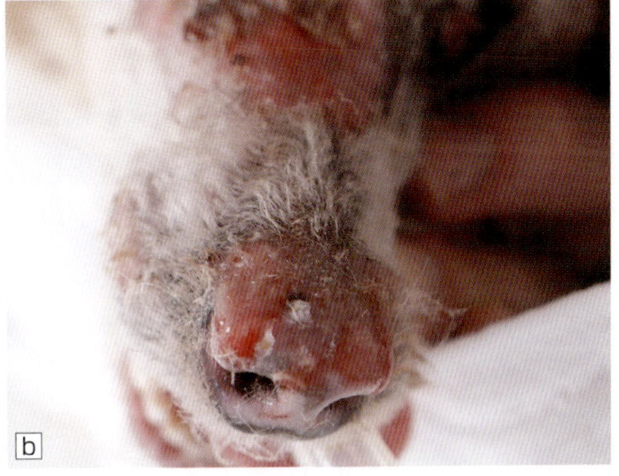

図2　初診時の身体検査所見（鼻鏡）

鼻鏡は色素脱失およびびらん・潰瘍がみられた（a）。びらんおよび潰瘍は鼻平面まで連続していた（b）。

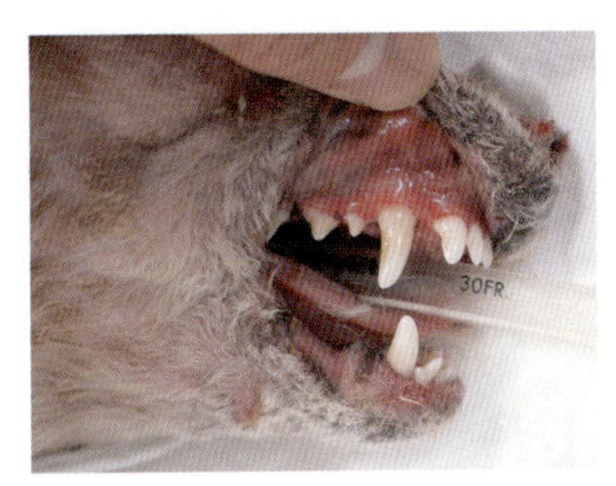

図3　初診時の身体検査所見（歯肉）

歯肉を含む口腔粘膜に紅斑がみられた。

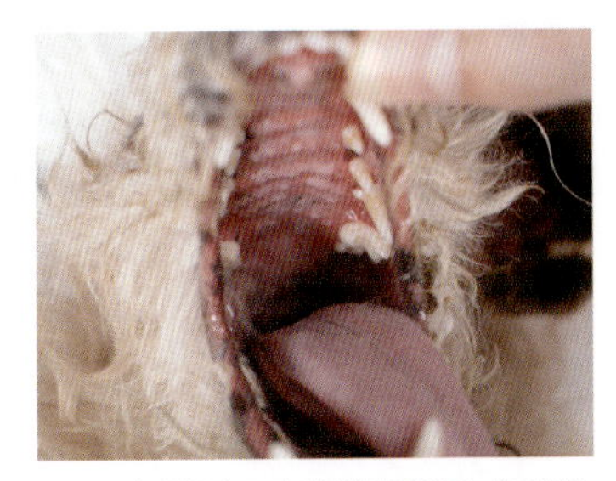

図4　初診時の身体検査所見（口蓋）

口唇および硬口蓋全体に紅斑がみられた。舌および軟口蓋より奥には病変はみられなかった。

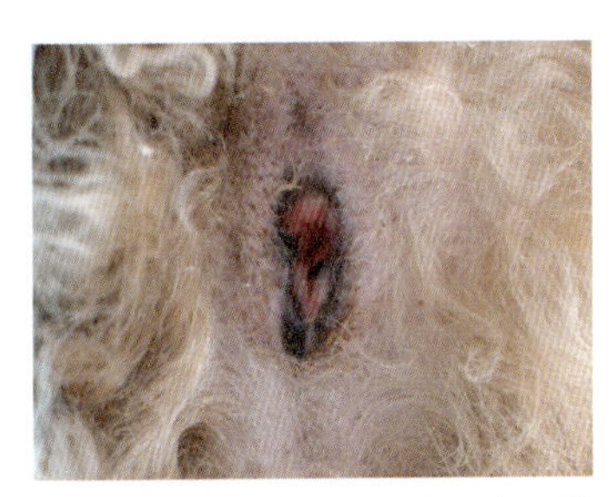

図5　初診時の身体検査所見（肛門）

肛門周囲に大量に付着していた痂皮を除去した後の所見。皮膚には皮疹がみられないが，肛門粘膜にびらんと紅斑がみられた。

れることから，アレルギー性疾患よりも免疫介在性疾患の可能性を考慮した。以上のことから，薬疹，天疱瘡（落葉状天疱瘡，尋常性天疱瘡），多形紅斑（スティーブンス・ジョンソン症候群〔SJS〕，中毒性表皮壊死症〔TEN〕を含む），全身性エリテマトーデス（SLE）を鑑別疾患とした。

4. 追加検査・治療

免疫介在性疾患の可能性があることから，血液検査・血液化学検査および尿検査を実施した。血液検査では軽度の単球増加がみられた。血液化学検査はすべて基準値内であった。尿検査では尿比重，尿蛋白／クレアチニン比（UPC）を含め基準値内であった。以上のことから，SLEの可能性は低いと考えられた。

ほかの疾患の鑑別のためには病理組織学検査が必須と考え，皮膚生検を実施した。皮膚生検は全身麻酔下で実施し，同時に耳道内および口腔内の精査も実施した。

耳道は，耳介内側から垂直耳道開口部付近にかけてびらんおよび滲出液が認められたものの，垂直耳道深部および水平耳道には病変が認められなかった。口腔内は歯肉外側の発赤，硬口蓋全域の紅斑およびびらん，舌の一部のびらんが認められたものの，軟口蓋，扁桃，喉頭には異常が認められなかった。

皮膚生検では顔面皮膚，鼻鏡，口腔粘膜から合計5カ所採材した。病理組織学的診断は，著明な表皮下水疱形成を伴う境界部皮膚炎であった（図6）。とくに基底膜付近において表皮が剥離し表皮下水疱を形成していたこと，表皮直下の真皮浅層に組織球，リンパ球，形質細胞を主体とした細胞浸潤が帯状にみられたことから，免疫介在性水疱性疾患である「粘膜類天疱瘡」または「水疱性類天疱瘡」と診断した。本来は鑑別のため蛍光抗体染色を実施すべきである

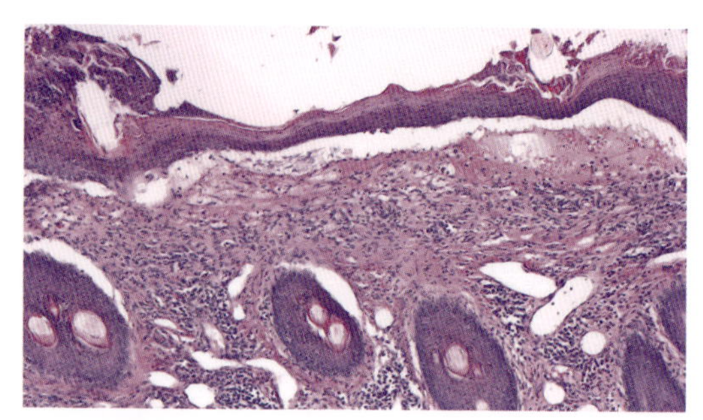

図6　病理組織学検査所見

表皮は軽度に肥厚し，軽度の過角化を認め，一部に痂皮が付着していた。痂皮は角質，変性顆粒白血球からなり，グラム陽性球菌を混じていた。表皮は部分的に基底膜付近で剥離し，表皮下水疱を形成していた。表皮直下に沿った真皮浅層では帯状の細胞浸潤を認めた。浸潤細胞は組織球，リンパ球，形質細胞を主体とし，メラノファージを多く混じていた。外部寄生虫や，PAS染色で陽性の糸状菌要素は認められなかった。

が，凍結サンプル作成の準備が間に合わなかった。そこでこの段階で治療を開始し，プレドニゾロンを2 mg/kg，経口，1日1回で処方した。

再診1回目（初診時より7日後）

1. 経過

痒みはある（VASスコア6/10）ものの，皮膚症状は改善傾向がみられた。

2. 検査

一般状態は良好で，プレドニゾロンによる有害事象はみられなかった。びらんおよび潰瘍は減少した（図7）。ただし，耳介内側および垂直耳道には，びらんおよび滲出液がみられた。口腔や肛門周囲などの粘膜の病変は消失した。

3. 治療

プレドニゾロンの用量は維持し，さらに1カ月間投与を継続した。

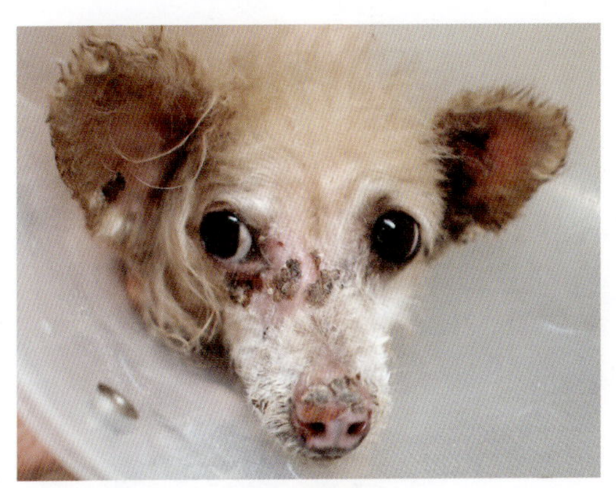

図7　初診時より7日後の身体検査所見
病変の範囲は縮小し，一部痂皮を伴うびらんがみられた。

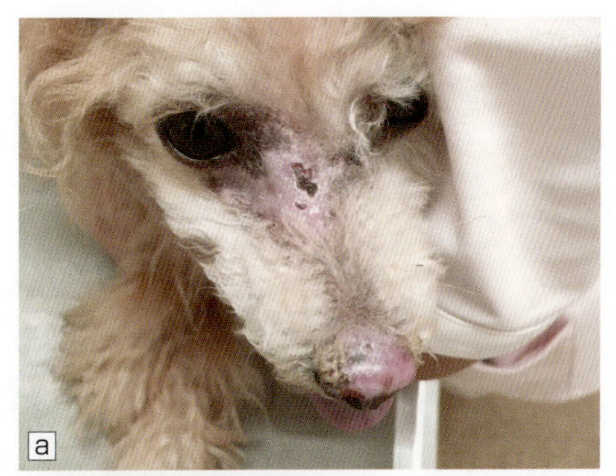
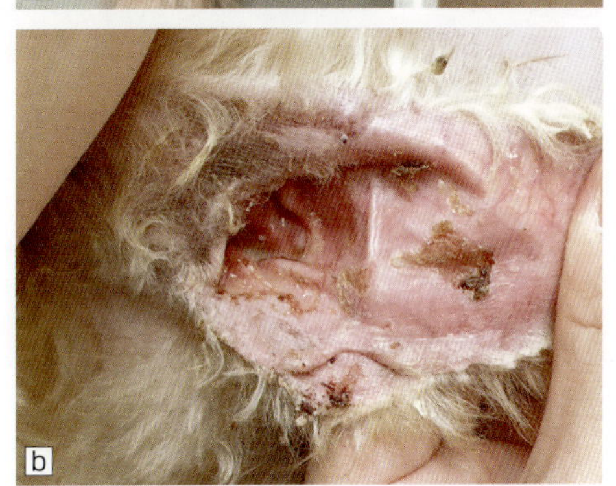

図8　初診時より39日後の身体検査所見
病変の範囲はさらに縮小し，一部瘢痕形成がみられた（a）。ただし耳介内側および耳道内のびらんはあまり改善がみられず，浸出液が大量に付着していた（b）。

再診2回目（初診時より39日後）

1. 経過

痒みはある（VASスコア5/10）ものの，皮膚症状は改善傾向がみられた。

2. 検査

(1) 身体検査

一般状態は良好で，プレドニゾロンによる有害事象はみられなかった。びらんおよび潰瘍はさらに減少した（図8a）。ただし，耳介内側および垂直耳道におけるびらんおよび滲出液は改善があまりみられなかった（図8b）。

(2) 血液検査・血液化学検査

プレドニゾロン経口投与の影響を考慮し，血液検査・血液化学検査を実施した。血液検査では軽度の単球増加および血小板増加がみられた。血液化学検査ではクレアチニン（Cre）の軽度の低下がみられたものの，ほかは基準値内であった。

3. 診断およびその根拠

免疫抑制療法の効果がみられたが，耳介内側および垂直耳道の病変に対する効果が不十分であった。この理由は不明である。

4. 治療

プレドニゾロンは増量せず，患部へのグルココルチコイド外用療法を追加した。トリアムシノロン・オフロキサシン・ケトコナゾール含有のローション剤の点耳薬を患部に1日1回塗布するように指示し，2週間後に再診とした。

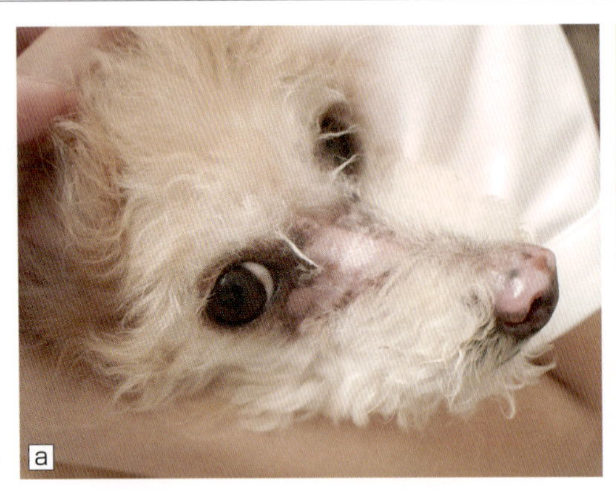
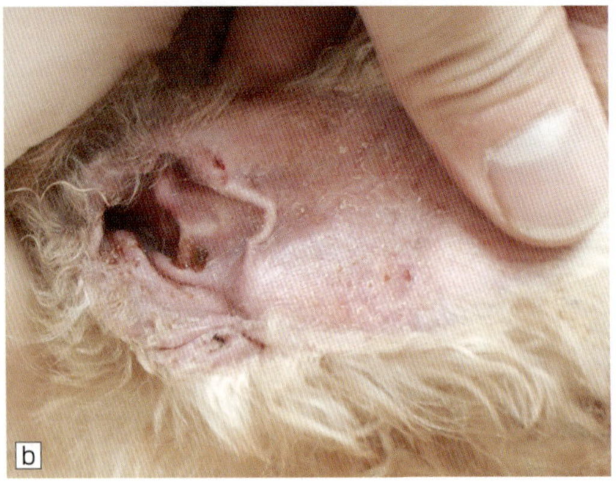

図9　初診時より54日後の身体検査所見
病変の範囲はさらに縮小し，発毛もみられた（a）。耳介内側のびらんも改善傾向がみられた（b）。

再診3回目（初診時より54日後）

1. 経過

痒みはある（VASスコア4/10）ものの，皮膚症状は改善傾向がみられた。

2. 検査

一般状態は良好であった。顔面のびらんおよび潰瘍はほとんどみられなくなった（図9a）。耳介内側のびらんは改善し鱗屑がみられる程度となったが，垂直耳道におけるびらんおよび滲出液はまだみられた（図9b）。

3. 治療

点耳薬の効果がある程度みられたため，さらに2週間，同じ治療を継続した。

再診4回目（初診時より73日後）

1. 経過

痒みはある（VASスコア3/10）ものの，皮膚症状は改善傾向がみられた。

2. 検査

一般状態は良好であった。びらんおよび潰瘍は認められず，鼻鏡の色素脱失も回復傾向にあった（図10a）。耳介内側および耳道の病変も改善し，わずかな鱗屑を認めるのみとなった（図10b）。

3. 治療

プレドニゾロンおよび点耳薬の使用回数を漸減することとした。悪化がみられた場合や，漸減後に再発し長期間の管理が必要となった場合には，ほかの免疫抑制薬の使用を検討することとした。

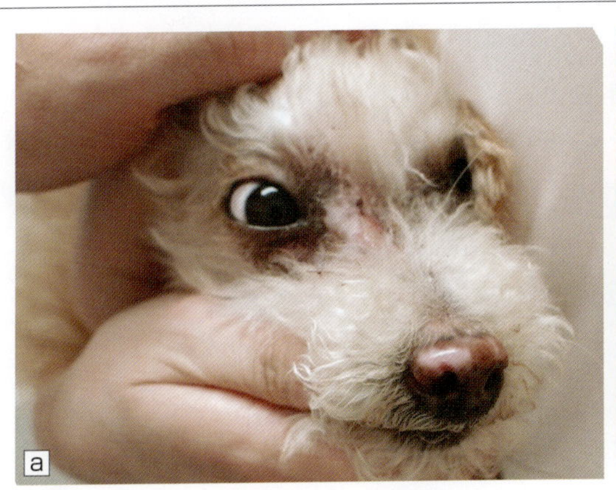

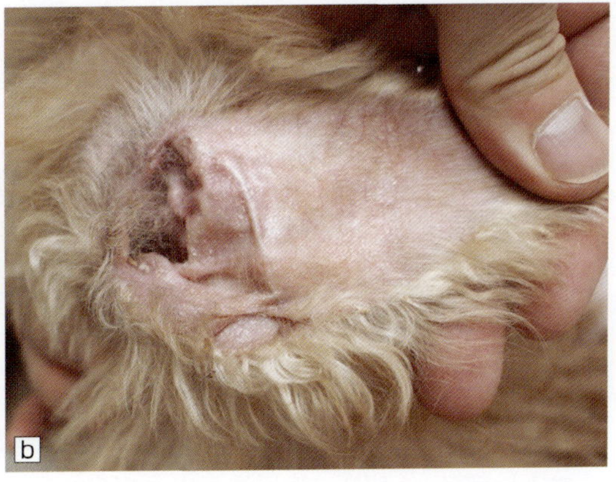

図 10　初診時より 73 日後の身体検査所見

眼周囲などの一部に痂皮形成がみられたものの（a），皮膚症状は改善していた。耳介内側のびらんは消失し，全体に鱗屑の付着がみられた（b）。

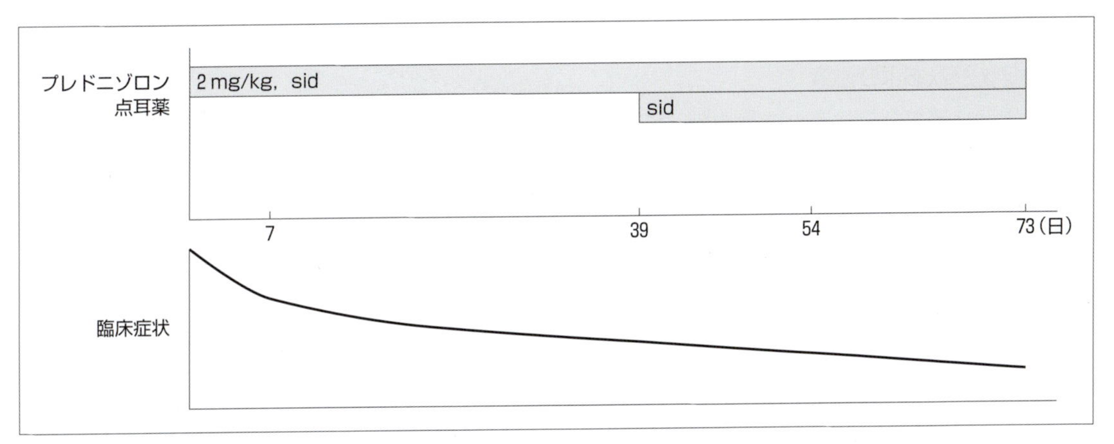

図 11　主な治療と経過

sid：1 日 1 回

水疱性疾患の治療のポイント

概要

粘膜類天疱瘡または水疱性類天疱瘡は，どちらも表皮と真皮の境界部に水疱を形成する免疫介在性の疾患である。ほかに水疱を形成する皮膚疾患としては，尋常性天疱瘡，先天性表皮水疱症，後天性表皮水疱症が挙げられ，それぞれ発症年齢，病理組織学検査，蛍光抗体法などにより鑑別する。とくに尋常性天疱瘡は生命予後に関わる場合もあるため，水疱性疾患を疑診した場合にはできるだけ早く病理組織学検査を実施すべきである。

本症例では肉眼的に水疱を確認することはできなかった。ただし，発熱や皮疹からスティーブンス・ジョンソン症候群（SJS）や中毒性表皮壊死症（TEN）などの疾患も鑑別疾患に挙げられたため，すぐに病理組織学検査を実施した。

臨床症状

粘膜類天疱瘡または水疱性類天疱瘡は水疱を形成するが，犬の表皮は薄いため，ほとんどの場合水疱は破裂し，結果として多巣性のびらんまたは潰瘍が観察される。またびらんや潰瘍の表面に痂皮を伴うこともある。粘膜類天疱瘡では口腔内，口唇，鼻平面，耳介内側，眼周囲，肛門および生殖器周囲などの粘膜およびその近傍に皮疹がみられることが多い。一方，水疱性類天疱瘡では頭部，耳介，体幹に皮疹がみられることが多く，口腔の病変がみられる例は少ない。

鑑別診断

薬疹，天疱瘡（落葉状天疱瘡，尋常性天疱瘡），多形紅斑（SJS，TENを含む），全身性エリテマトーデス（SLE），後天性表皮水疱症

診断

病理組織学検査および蛍光抗体法にて行う。

インフォームおよび治療

本来は病理組織学検査の結果を待ってから免疫抑制薬を使用すべきであるが，生検を実施しても結果判定までは時間がかかること，皮膚の障害が強く家族が早期の治療開始を希望したことから，本症例では感染症の可能性をできる限り否定したうえで，家族同意のもとで生検実施直後に免疫抑制療法を開始した。原則として病理組織学検査の結果により臨床診断を固めてから治療を開始するようにしているが，動物の状態，感染の有無，家族の希望などを総合的に考慮し，病理組織学検査の結果を待たずに治療開始を優先する場合もある。本来は蛍光抗体法も実施し精度の高い診断をすべきであるが，本症例では緊急的に生検を実施したため凍結サンプル作成の準備ができなかったこと，また治療をすでに開始してしまったためあらためて生検・検査することに診断意義がなくなってしまったことから，実施できなかった。この点は反省点として挙げられる。

治療開始後，ほかの部位は劇的に改善したものの，耳介および垂直耳道の改善が乏しかったため，局所的な治療を追加することとした。病理組織学検査の結果，表皮基底膜が病変の首座であったため，外用薬は深部に到達しやすい基剤を用いたクリーム剤などを選択すべきと考えられた。ただ，本症例ではすでにびらんがあり表皮のバリアが破壊されていたこともあり，耳道内への投与のしやすさから，ローション剤を使用した。

本症例では皮膚症状の改善がみられたため，グルココルチコイドの副作用を考慮すると，漸減またはほかの免疫抑制薬の使用が検討される。

なお，本症例は今回の4年前に1度だけ当院を受診した履歴があり，その際の主訴は2歳頃からみられた体幹および頭部の薄毛であった。被毛の鏡検を実施したところ，トイ・プードルであるにもかかわらず休止期毛が多くみられたため，毛周期異常を疑い皮膚生検を提案していた。その後は来院がなかったためその間の状態は不明ではあるが，いまだ薄毛傾向はあるため，同時に薄毛部の生検も実施すべきであったと反省している。

Case 16

外用療法の積極的活用が功を奏した犬の症例①

ひだまり動物皮膚科医院
伊佐桃子

症例データ

品種：Mix（シー・ズー×ダックスフンド）
性別：未去勢雄
初診時年齢：7歳
飼育環境：室内飼育
散歩：たまに（庭には自由に出る）
食事：一般食
シャンプー：1カ月に1～2回実施
予防：混合ワクチン，ノミ予防（経口薬）

初診

1．問診

2歳時より頚部を初発とした瘙痒が認められ，夜でも痒み行動で目が覚めている様子であった。他院で処方された痒み止め（内容不明）を飲んでいる間は掻かないが薬が切れると瘙痒が再燃するということを繰り返していた。自宅でのシャンプー後は少し痒みが軽減する様子であった。3カ月ほど除去食試験（フード・精度不明）を行ったが変化はなかった。

2．検査

(1) 身体検査（図1）

胸部腹側および耳介外側の脱毛，色素沈着が認められた。また眼の下部，両頬から耳介の付け根にかけておよび下顎から頚部腹側にかけて，ならびに鼠径部を中心に下腹部から後肢内側にかけての領域に重度の苔癬化，紅斑，色素沈着，脱毛および痂皮の付着が認められた。頚部腹側では自傷による軽度びらんも認められた。左右の垂直耳道に炎症がみられ耳垢が耳道の入り口に付着していた。また，全身に落屑が認められ脂漏状物質を伴っていた。

(2) 皮膚検査

右頬，鼠径部，頚部腹側の押捺塗抹材料の細胞診では少数のマラセチアが観察された。右頬，右後肢内側，頚部腹側の被毛の鏡検およびスクレーピングでは寄生体は検出されなかった。耳垢検査では両耳からマラセチアが検出された。

3．診断およびその根拠

皮疹のパターンおよび脂漏状物質が認められたことから，マラセチア性皮膚炎，食物アレルギー，犬アトピー性皮膚炎が疑われた。

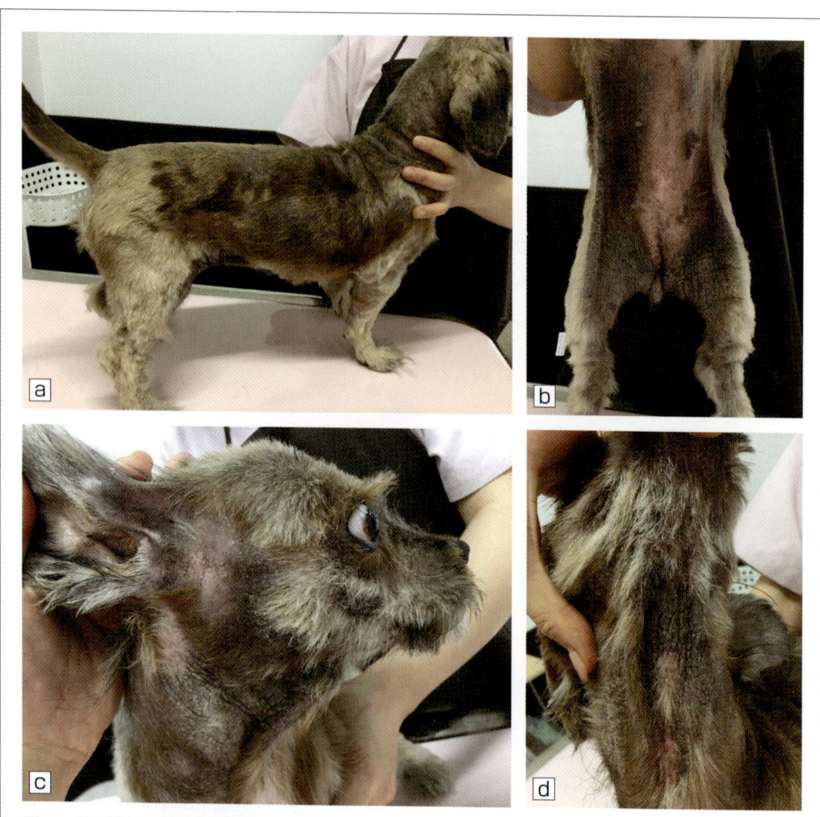

図1　初診時の身体検査所見

全身に落屑が認められ，脂漏を伴っていた（a)。胸部腹側および耳介外側の脱毛，色素沈着が認められた。また眼の下部，両頬から耳介付け根にかけておよび下顎から頚部腹側にかけてならびに鼠径部を中心に下腹部から後肢内側にかけての領域には重度の苔癬化，紅斑，色素沈着，脱毛，痂皮の付着が認められた（b，c)。頚部腹側では自傷による軽度びらんも認められた（d)。

4．治療

第一に脂漏症のコントロールと苔癬化をなくす治療を行い，脂漏症のコントロールがうまくいかない場合は基礎疾患（皮膚炎，先天性疾患，代謝性疾患など）や食事の見直しを考えることとした。

脂漏症のコントロールとしては，当院併設のトリミングサロンにて週2回洗浄を行った。洗浄はクレンジング後，シャンプー剤（アデルミル®：㈱ビルバックジャパン）に10分つけ置いた。

苔癬化部位には，モメタゾン製剤（フルメタ®クリーム：塩野義製薬㈱）および尿素製剤（パスタロン®ソフト軟膏20％：佐藤製薬㈱）を等量混合した外用薬を1日1回，1週間塗布するよう家族に指示した。夜も眠れないほどの痒みを呈していたため，オクラシチニブ（アポキル®錠：ゾエティス・ジャパン㈱）を0.48 mg/kg，経口，1日2回で処方した。

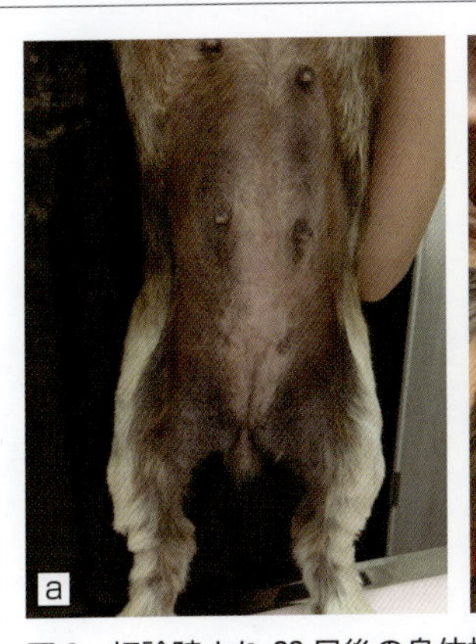

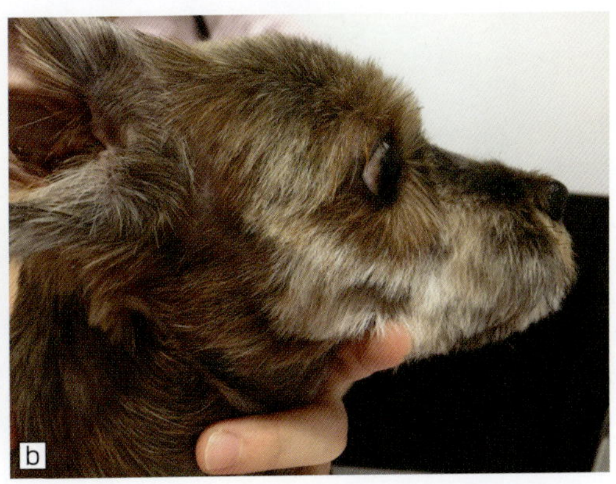

図2　初診時より28日後の身体検査所見
苔癬化が重度であった部位には色素沈着が認められたものの，脱毛があった領域には発毛も認められた。

再診1回目（初診時より7日後）

1. 経過

痒み行動はほとんど認められなくなった。外用薬を塗布できない日があったが，経口薬はすべて飲ませることができた。頚部腹側，陰部周辺および大腿内側にやや苔癬化が残っていた。

2. 治療

苔癬化の残る部位のみ，前回と同じ外用薬を1日1回，1週間塗布するよう指示した。そのほかの部位は，ヒドロコルチゾンスプレー（コルタバンス®：㈱ビルバックジャパン）の1日1回の塗布を指示した。

再診2回目（初診時より14日後）

1. 経過

痒み行動は認められなかった。頚部腹側，陰部周辺および大腿内側の苔癬化も消失した。

2. 治療

オクラシチニブを1日1回に減薬，シャンプー療法は週1回に減少した。ヒドロコルチゾンスプレーは苔癬化のあった部位に1日1回の塗布を継続とした。

再診3回目（初診時より21日後）

1. 経過

ヒドロコルチゾンスプレーは毎日塗布することが難しく，2日に1回塗布していた。オクラシチニブ減薬後も痒みの再燃はなかった。色素沈着は少し改善した。シャンプーの回数を週1回に減らしても脂漏症は再燃しなかった。

2. 治療

オクラシチニブは家族の希望で頓服とし，ヒドロコルチゾンスプレー塗布の継続を指示した。グルココルチコイド外用薬の減薬を図るため，初診時に苔癬化のみられた部位にヘパリン類似物質外用泡状スプレー0.3%（日本臓器製薬㈱）を用いた保湿を追加した。

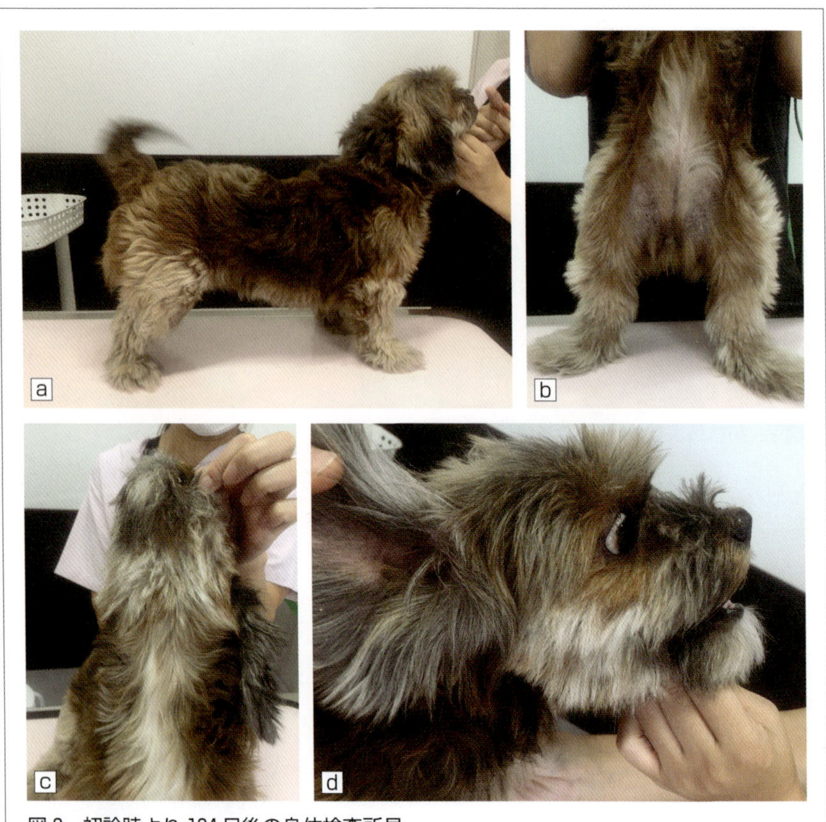

図3　初診時より104日後の身体検査所見
鼠径部にやや色素沈着が認められたが，そのほかの部位の皮膚は見た目上では健康な皮膚と差がなくなった。

再診4回目（初診時より28日後）

1. 経過（図2）

保湿は毎日実施できた。オクラシチニブは1錠も投与しなかった。ヒドロコルチゾンスプレーは2～3日に1回塗布していた。痒み行動はほとんど認められず，皮膚状態もよかった。

2. 治療

保湿を毎日行い，週1回のシャンプー，週2回のヒドロコルチゾンスプレー塗布を中心に，痒みの強いときはオクラシチニブを頓服で投与することとした。

再診5回目（初診より104日後）

1. 経過（図3）

オクラシチニブは投与しなかった。シャンプーは2～3週間に1回自宅にて実施していた。ヒドロコルチゾンスプレーの塗布はできるときとできないときがあった。保湿は2～3日に1回行った。痒みはまれに出てきたが，ヒドロコルチゾンスプレーでうまくコントロールできていた。

2. 治療

本来であれば痒みが再燃する前から継続してヒドロコルチゾンスプレーの塗布を実施したいが，家族が現状に満足し，この治療に負担を感じていたため，現行の治療を継続することとなった。

治療のポイント

犬アトピー性皮膚炎の概要については Case 01 も参照されたい。

本症例は，外用療法を積極的に行うことで経口薬を用いずに犬アトピー性皮膚炎を管理できるようになった一例である。外用療法は有効な治療法であり，とくに苔癬化が重度な症例の場合には，経口薬の投与のみよりも，外用療法を併用したほうが早く寛解にたどりつける印象がある。

筆者は過去に，食事の変更により全身の痒みがほとんど消失したにもかかわらず，一部苔癬化していた部位を気にしてそこを舐めて続けていた症例を経験している。この症例は，グルココルチコイドの外用療法により苔癬化が改善されると舐め動作が落ち着き，治療中止後も舐めることはなくなった。こういった経験から，苔癬化はそれ自体が動物に違和感を与え大きな問題になりうると認識しており，早期にこれを改善することが重要であると考えている。

外用療法でなくとも，皮膚炎をうまく管理することで舐め動作などを抑え，皮膚へ刺激が加わらないようにすれば，苔癬化した皮膚は徐々に改善する。しかし，苔癬化部位にグルココルチコイドの外用薬を用いることで，多くの場合，1週間程度で皮膚を正常な厚さに戻すことができる。そのため，動物とその家族が外用療法を許容できるようであれば，筆者は積極的に勧めるようにしている。ただし，逆にいえば1週間程度でステロイド皮膚症が起こりうるため，グルココルチコイドの外用薬を処方する際には用量，期間などに十分注意が必要である。

本症例は皮膚の症状がよくなってくると家族を遊びに誘うようになり，昔のような元気さを取り戻したと家族が喜んでいたのが印象的であった。このように皮膚疾患は生活の質に大きな影響を与えるため，命に関わることは少ないといっても軽視はできないといえる。また完治させられず生涯にわたって管理が必要となる疾患が多いため，動物，家族にあったフレキシブルな治療を提案することが非常に重要である。

Case 17

外用療法の積極的活用が功を奏した犬の症例②

ひだまり動物皮膚科医院
伊佐桃子

症例データ

品種：トイ・プードル
性別：避妊雌
初診時年齢：12 歳
飼育環境：室内飼育
散歩：ほとんどなし
食事：一般食。副食としてジャーキー，ソーセージ
シャンプー：市販のシャンプー剤で週 1 回実施
予防：混合ワクチン。ノミ予防なし

初診

1. 問診

3 歳時より甲状腺ホルモン濃度の低下を指摘され，レボチロキシン（チラージン®S 錠：あすか製薬㈱）を服用していた。他院にて定期的に行っていた検査では，甲状腺ホルモン濃度は安定していた（最終測定は当院受診の 2 カ月前）。

甲状腺ホルモン濃度の低下を指摘された同時期より皮膚炎を繰り返していた。抗菌薬やグルココルチコイド，近年はオクラシチニブ（アポキル® 錠：ゾエティス・ジャパン㈱）などの投与により症状はやや軽減するが，消失はしなかった。当院へ来院する 1 カ月前からは痒みがひどく食欲も低下してきた。

初診時はセファレキシン 29 mg/kg，オクラシチニブ 0.54 mg/kg を 1 日 2 回経口投与し，ゲンタマイシンの軟膏（ゲンタシン® 軟膏 0.1％：高田製薬㈱）を塗布していた。オクラシチニブの服用中も痒みは強かった。

2. 検査

(1) 身体検査（図 1）

頚部から胸部の腹側，腋窩から肘部内側にかけて，鼠径部から大腿内側にかけておよび耳介内側に脱毛，苔癬化，色素沈着，重度の脂漏状物質が認められた。頚部から胸部の腹側はしわが深く脂漏状物質と痂皮の混ざった大量の付着物が存在していた。耳道内にも脂漏状物質が認められた。

(2) 皮膚検査

頚部腹側および鼠径部の被毛の鏡検では裂毛が認められた。外部寄生虫，そのほかの被毛の異常は認められず，外傷性の脱毛と診断した。右前肢趾間のテープストリッピング材料，胸部腹側および鼠径部の押捺塗抹材料の細胞診によ

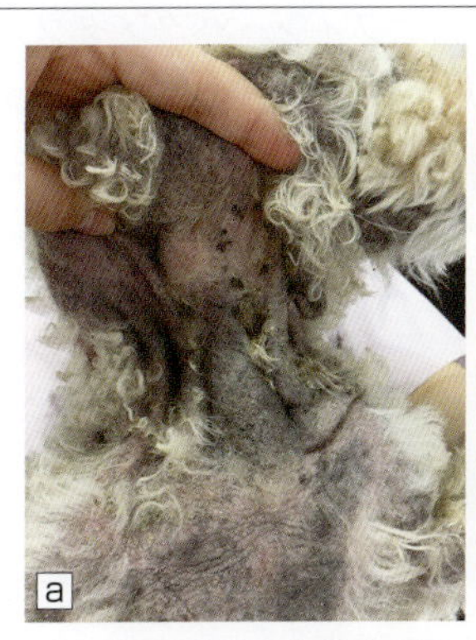

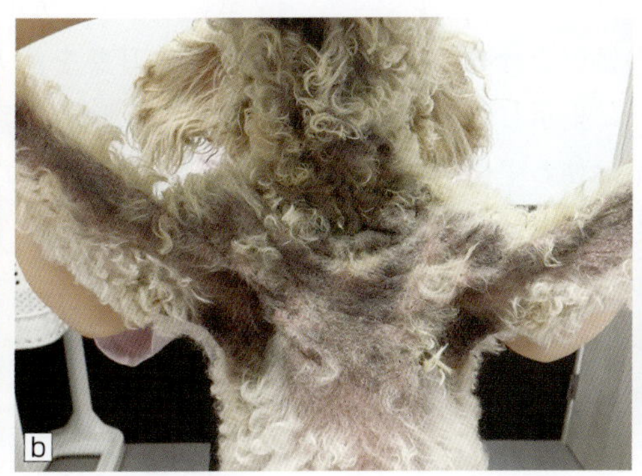

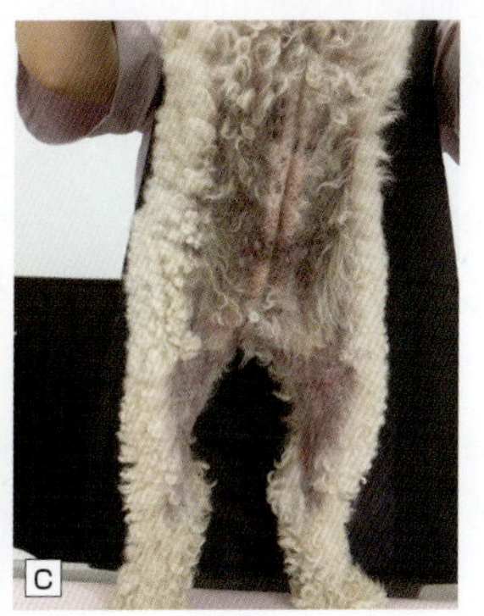

図１　初診時の身体検査所見
頚部腹側（a）から胸部腹側，腋窩から肘部内側にかけて（b），鼠径部から大腿内側（c）にかけて脱毛，苔癬化，色素沈着，重度に脂漏状物質が認められた。

り，大量のマラセチアを検出した。頚部腹側および鼠径部のスクレーピングでは，とくに何も検出されなかった。

3．診断およびその根拠

病変および皮膚検査結果からマラセチア性皮膚炎，食物アレルギー，犬アトピー性皮膚炎が疑われた。

4．治療

第一に脂漏のコントロール，苔癬化への対策を行うことにした。脂漏症のコントロールがうまくいかない場合は基礎疾患の探索や食事の見直しを考えることにした。

当院併設のトリミングサロンにて洗浄を行った。N's drive（㈱グラッド・ユー）のシリーズを用いてクレンジング，シャンプー，保湿の処置を行った。同時に耳の洗浄も行った。

苔癬化部位には，モメタゾン製剤（フルメタ® クリーム：塩野義製薬㈱）および尿素製剤（パスタロン® ソフト軟膏 20％：佐藤製薬㈱）を等量混合した外用薬を１日１回，１週間塗布するよう指示した。塗布部を舐めないように皮膚保護服（エリザベスウエア®：㈱すとろーはうす）を着用させた。

マラセチアが大量に増殖していたためイトラコナゾールを 4.8 mg/kg，経口，１日１回で処方した。脂漏症および瘙痒への対策としてシクロスポリン（アトピカ®：エランコジャパン㈱）を 4.8 mg/kg，経口，１日１回で処方した。

再診１回目（初診時より７日後）

1．経過

痒みはほとんど認められなくなった。苔癬化部位はすべて消失した。１週間前にシャンプーをしたにもかかわらず，脂漏状物質が重度に認められた。耳道内にも汚れがあり，炎症を起こしていた。

2．治療

苔癬化は消失したため，前回の外用薬の塗布は中止し，同部位にヒドロコルチゾンスプレー（コルタバンス®：㈱ビルバックジャパン）を毎日塗布するように指示した。

脂漏状物質が重度に認められたため，初診時と同様にN's driveのシリーズを用いてクレンジング，シャンプー，保湿の処置を行った。自宅でもシャンプーを行うように指示した。費用の問題から薬用シャンプー剤は使わず自宅にあるシャンプー剤を使用してもらうこととした。

耳の洗浄を行い，フロルフェニコール・テルビナフィン・ベタメタゾン含有の点耳薬（オスルニア®：エランコジャパン㈱）を注入した。

消化器症状は認められず，投薬にも問題がなかったため，イトラコナゾールおよびシクロスポリンは継続とした。

再診2回目（初診時より21日後）

1．経過

7日前に自宅でシャンプーを行った。脂漏症はかなり軽減したものの2日前からやや痒みが出てきた。ヒドロコルチゾンスプレーは塗布することができていた。

2．検査

前回マラセチアが大量に検出されていた部位の押捺塗抹材料の細胞診を行ったところ，マラセチアは検出されなかった。

3．治療

良好に経過しているため，苔癬化のあった部位へのヒドロコルチゾンスプレーの塗布を2日に1回に減量した。マラセチアが検出されなかったため，イトラコナゾールは残り1週間の投与で終了することとした。軽減されたがまだ脂漏症が残るため，シクロスポリンは1日1回で投与するように指示した。また，脂漏状物質の軽減を目的に副食をもう少し控えるように指示した。

症状が良化傾向にあるものの，耳道の汚れ，炎症は残っているため，耳の洗浄を行いフロルフェニコール・テルビナフィン・ベタメタゾン含有の点耳薬を注入した。自宅の市販シャンプー剤でも脂漏症は比較的コントロールできていたため，シャンプーは週1回そのまま継続するよう指示した。

再診3回目（初診時より42日後）

1．経過

7日前に自宅でシャンプーを行った。脂漏状物質はほとんどみられなかった。耳道も炎症はなく，痒みも認められなかった。頚部や鼠径部の痒みはやや残っていた。

2．治療

初診時に比べるとかなり軽減はしたものの痒みが認められ，家族はその痒みも止めることを希望したため，脂漏症が悪化する可能性を伝えたうえでシクロスポリンを休薬し，以前はあまり効果がなかったオクラシチニブを0.5 mg/kg，経口，1日1回（痒みが強いときのみ1日2回）で処方した。外耳炎が再発しないようにジフルプレドナート点眼薬（ステロップ®：千寿製薬㈱）を週2回，プロアクティブ治療として両耳に点耳するように指示した。

再診4回目（初診時より49日後）

1．経過

オクラシチニブに変更してから痒み行動はほとんどみられなかった。シャンプーは行わなかったが脂漏症は悪化しなかった。

2．治療

シャンプーは週1回で継続し，ヒドロコルチゾンスプレーの塗布およびジフルプレドナート点眼薬の点耳を週2回実施することとした。オ

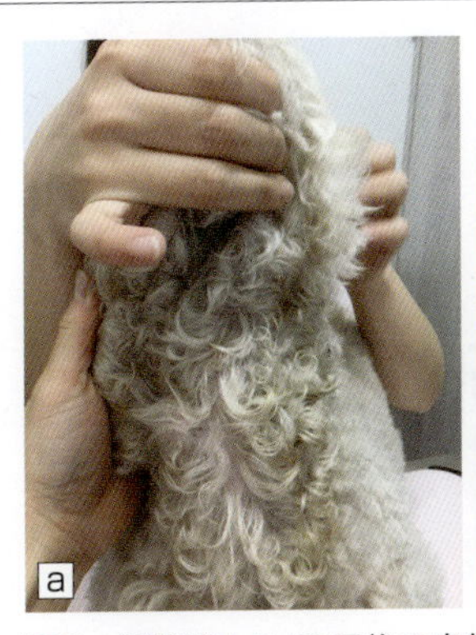

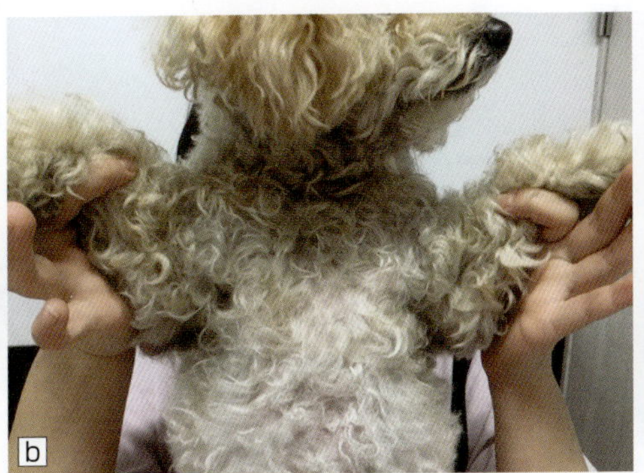

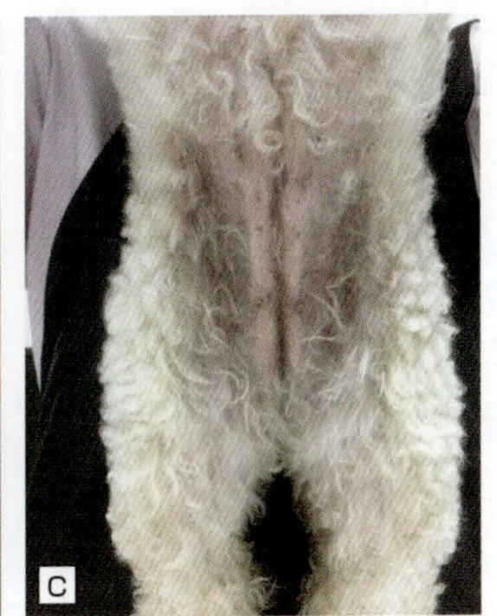

図 2　初診時より 77 日後の身体検査所見
いずれの部位も，皮膚の状態はかなり改善した（a〜c）。

クラシチニブを１日１回で継続とした。

再診 5 回目（初診時より 77 日後）

1. 経過（図 2）

オクラシチニブ 0.5 mg/kg，経口，2 日に 1 回，7 日から 10 日に 1 回のシャンプー，週 1 回のヒドロコルチゾンスプレーの処置で痒みはほとんどなく，脂漏状物質も認められなかった。

2. 治療

うまくコントロールできているため，同様の治療で継続とした。

以降の経過

初診時より 1 年以上経過するが，オクラシチニブの 2 日に 1 回投与，シャンプー，週 1 回のヒドロコルチゾンスプレーで良好に管理できている。

治療のポイント

犬アトピー性皮膚炎の概要については Case 01 も参照されたい。

筆者の経験上，感染症を併発しているアレルギー性疾患の症例に対してはオクラシチニブが効かないことが多い。本症例においても，マラセチアの増殖が認められる時期にはオクラシチニブは著効しなかった。マラセチアをコントロールできてからは効果が現れたため，アレルギー性皮膚炎の管理をする際には感染のコントロールをしっかりと行うことが非常に重要であるといえる。アレルギー性疾患に対する十分な管理を行っているにもかかわらず症状の悪化が認められた場合には，感染症が併発していないか必ず確認し，適切な対処を行うべきである。

Case 18

基礎疾患により難治性となった犬の症例①

吉田動物病院
池　順子

症例データ

品種：ミニチュア・ダックスフンド
性別：未去勢雄
初診時年齢：12歳5カ月
飼育環境：室内飼育，同居犬1頭
食事：手作り食，市販の缶詰
シャンプー：美容室で炭酸泉浴とシャンプーを4週間に1回実施
予防：混合ワクチン，フィラリア・ノミ予防

初診

1. 問診

4年前から耳漏が気になりはじめ，身体に水疱や痂皮ができるようになった。腋窩や頚部，顎の下を痒がっており，脱毛がみられた。3カ月前から症状が悪化し，全身を痒がるようになった。他院を受診し，グルココルチコイドの経口投与（1日1回），グルココルチコイドと抗菌薬を含有する外用薬の塗布を行っていたが脱毛が拡大してきた。同居犬に皮膚症状はみられなかった。

2. 検査

(1) 身体検査

体重8.6 kg。頚部，背部，胸腹部に紅斑，膿疱，表皮小環，痂皮，脱毛が認められた（図1a～c）。下顎と四肢趾間部に紅斑，腫脹，苔癬化が（図1d），左右の耳道に耳垢が認められた。

(2) 皮膚検査・耳垢検査

スクレーピングと耳垢の鏡検では寄生虫は検出されなかった。腹部の膿疱と趾間部の押捺塗抹材料の細胞診では球菌と変性好中球が，耳垢の塗抹材料の細胞診ではマラセチアが検出された。

3. 診断およびその根拠

臨床症状と細胞診から「膿皮症」および「外耳炎」と診断した。しかし経過が長く難治性であるため，何らかの基礎疾患の関与が疑われた。身体の痒みや外耳炎が目立つようになったのは8歳頃からと犬アトピー性皮膚炎の発症年齢としては高齢だが，痒みを示す部位が犬アトピー性皮膚炎や食物アレルギーで好発する顔面，耳，肢端部や腋窩であったため，これらの部位の皮膚炎はアレルギー性皮膚炎に起因するものではないかと思われた。

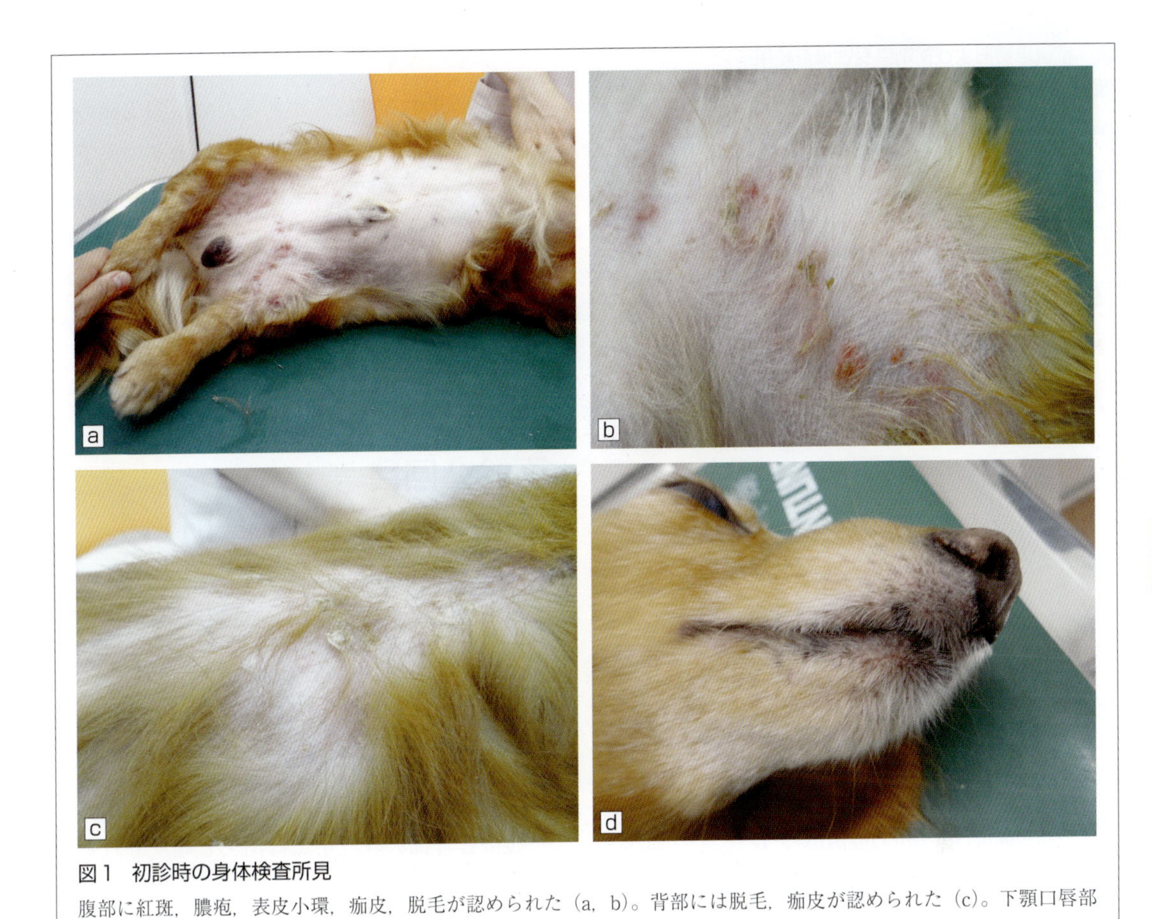

図1　初診時の身体検査所見

腹部に紅斑，膿疱，表皮小環，痂皮，脱毛が認められた（a，b）。背部には脱毛，痂皮が認められた（c）。下顎口唇部に紅斑，腫脹，苔癬化が認められた（d）。

4. 追加検査・治療

脱毛と痒みの主な原因は膿皮症であるため，治療として抗菌薬の投与とシャンプーが有効であると伝えた。適切な抗菌薬を選択するための細菌培養および薬剤感受性検査の実施を勧めた。また，アレルギー性皮膚炎や内分泌疾患などの基礎疾患の関与が疑われるため，血液検査・血液化学検査，甲状腺ホルモン測定を提案した。家族はいずれも希望した。

アレルギー性皮膚炎に対してはグルココルチコイドが有効かもしれないが，まずはしっかり膿皮症の治療を行ってから痒みの再評価を行うため，前医で処方された経口薬と外用薬は中止することとした。

家族は注射での抗菌薬投与を希望したため，セフォベシン 8 mg/kg の皮下投与を行った。自宅でのシャンプーは困難なため再診時まで身体を洗うことはできないとのことであった。

再診1回目（初診時より14日後）

1. 経過

胸部や背部の皮膚のべたつきは改善し，乾燥してきた。

2. 検査

(1) 身体検査

背部に痂皮，表皮小環，下腹部に丘疹が認め

表　細菌培養および薬剤感受性検査結果

薬剤	*Staphylococcus intermedius* グループ
アモキシシリン	R
アモキシシリンクラブラン酸	S
セファゾリン	S
セファレキシン	S
イミペネムシラスタチン	S
ファロペネム	S
エンロフロキサシン	S
オルビフロキサシン	S
レボフロキサシン	S
クリンダマイシン	S
ミノサイクリン	S
クロラムフェニコール	S
ホスホマイシン	S
ST 合剤	R

R：耐性，S：感受性

られたが，新たな膿疱はみられなかった。下顎と趾間部の病変は変わらなかった。

(2) 細菌培養および薬剤感受性検査

Staphylococcus intermedius グループの細菌が検出された。セフェム系の抗菌薬に対して感受性が認められた（表）。

(3) 血液検査・血液化学検査・甲状腺ホルモン測定

特記すべき異常はみられなかった。

3. 診断およびその根拠

抗菌薬の投与により頚部，背部，胸腹部の皮膚症状に改善はみられたが，下顎や趾間部の病変に改善がみられないため，基礎疾患としてアレルギー性皮膚炎の関与が疑われた。

4. 治療

血液検査で異常はみられず，細菌培養および薬剤感受性検査で検出された細菌には前回使用した抗菌薬が有効であると考えられた。基礎疾患としてアレルギー性皮膚炎の関与が疑われるが，グルココルチコイドを使用すると膿皮症の治療に影響する可能性があるため，膿皮症の症状が改善するまでは使用せず，抗菌薬の皮下投与を行うこととした。家族からかかりつけの美容室でシャンプーの予約が取れたと報告を受けたため，0.5％クロルヘキシジン含有の抗菌性シャンプー剤（ノルバサン® シャンプー 0.5：㈱キリカン洋行）を処方し，美容室で使ってもらうように指示した。

再診 2 回目（初診時より 28 日後）

1. 経過

皮膚炎があった背部に毛が生えてきたが，下顎と趾間部の痒みは変わらなかった。

2. 検査

(1) 身体検査

腹部と背部の表皮小環は消失し痂皮も減少した（図 2a，b）。下顎と趾間部の皮膚病変に改善はみられなかった（図 2c）。

(2) 皮膚検査

趾間部の押捺塗抹材料の細胞診を行ったが，細菌やマラセチアの感染所見は認められなかった。

3. 診断およびその根拠

趾間部や下顎の痒みや炎症は抗菌薬の投与を行っても顕著な改善がないことから，この部位の皮膚炎はやはりアレルギー性皮膚炎によるものではないかと考えられた。

4. 治療

腹部と背部の細菌感染が改善したため，抗菌薬の投与と抗菌性シャンプー剤に加えて，下顎や趾間部の皮膚炎の治療としてアレルギーの痒

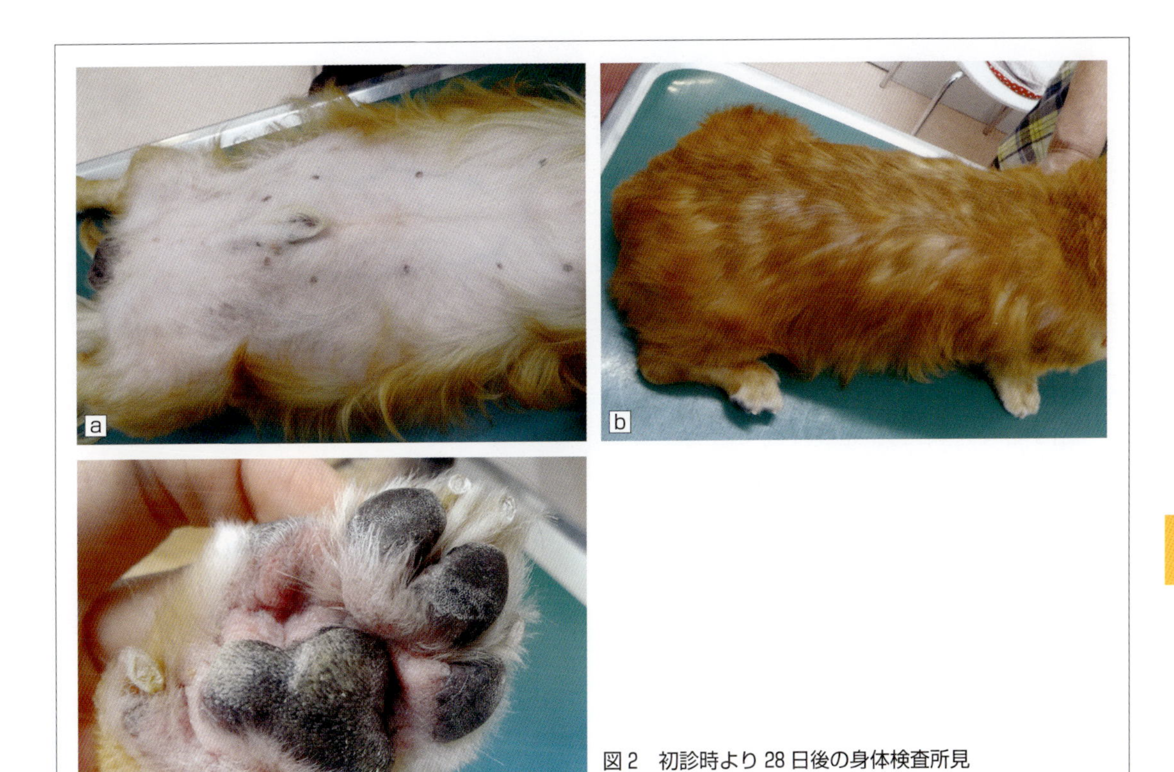

図 2　初診時より 28 日後の身体検査所見

紅斑や表皮小環，痂皮は減少した（a，b）。左前肢の趾間に紅斑，腫脹，一部苔癬化が認められた（c）。

みに効果があるオクラシチニブ（アポキル®錠：ゾエティス・ジャパン㈱）0.42 mg/kg の経口投与を 1 日 2 回，2 週間行うこととした。

再診 3 回目（初診時より 42 日後）

1. 経過

オクラシチニブを投与するようになってから痒みは以前の半分以下になり，痒がることがほとんどなくなった。

2. 検査

(1) 身体検査

下顎と趾間部の紅斑は減少し（図 3），背部もさらに発毛してきた。

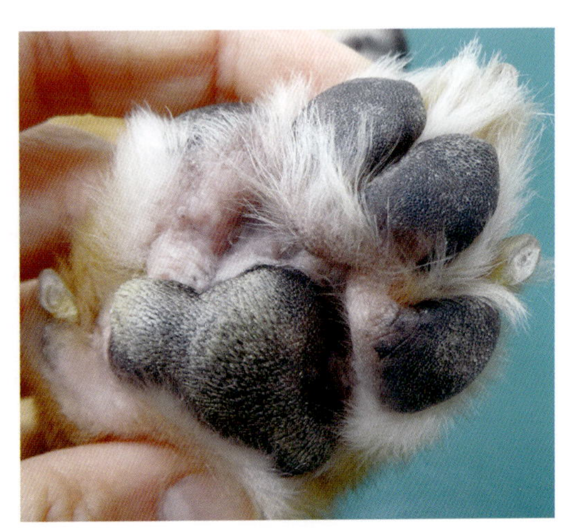
図 3　初診時より 42 日後の身体検査所見

紅斑の緩和が認められた。

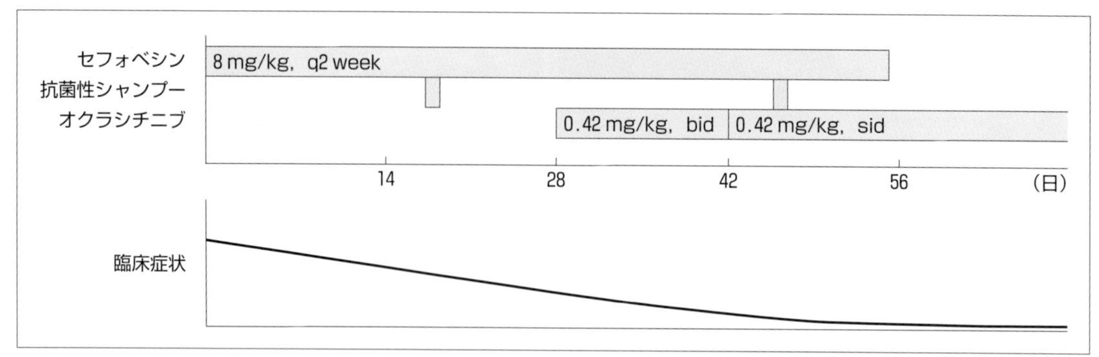

図 4　主な治療と経過

bid：1 日 2 回，sid：1 日 1 回，q2week：2 週間ごと

3. 診断およびその根拠

オクラシチニブの投与により痒みが顕著に緩和されたため，下顎や趾間部の皮膚炎は「犬アトピー性皮膚炎」か「食物アレルギー」によるものと診断した。

4. 治療

痒みが緩和されたため，オクラシチニブの投与を1日1回に減量し，2週間後の再診とした。抗菌薬と抗菌性シャンプー剤は継続することとした。

再診 4 回目（初診時より 56 日後）

1. 経過

オクラシチニブを減量しても痒みの悪化はなく症状は安定していた。

2. 身体検査

腰部に鱗屑が，腹部に 1 つ丘疹がみられた。趾間部に軽度の紅斑が認められた。

3. 治療

定期的な抗菌性シャンプー剤によるシャンプーで膿皮症の再発を予防することとした。アレルギー性皮膚炎に関してはオクラシチニブの投与を行い，皮膚の状態がよく痒みが緩和されていれば休薬を試み，休薬により痒みの再発があれば食事療法を行うこととした。

治療のポイント

膿皮症の概要については Case 03 も参照されたい。

膿皮症はアレルギー性皮膚炎など基礎疾患があると発症しやすく，また再発しやすい。そのため，基礎疾患の管理が重要である。

本症例は，アレルギー性皮膚炎によって難治性の膿皮症を続発したものと思われた。アレルギー性皮膚炎のうち犬アトピー性皮膚炎は，多くの場合，グルココルチコイドの投与によって早期に痒みや炎症を緩和することが可能である。しかし，膿皮症を併発している症例に対し，適切な膿皮症の治療を行わないままグルココルチコイドを使用すると，逆に症状が悪化し難治性となる場合があるため，注意が必要である。

本症例で使用したオクラシチニブは，アレルギー性皮膚炎に対してグルココルチコイドと同等の即効性と有効性を示すことが報告されている[1)]。グルココルチコイドと比べて副作用は少なく，有用な薬剤である。しかし，オクラシチニブにも免疫抑制作用があるため，とくに長期間継続して使用する場合には，感染症の発症などに注意が必要だと考えている。

また通常，膿皮症の治療を行う際は，1 週間に 1～2 回の頻度で抗菌性シャンプー剤を用いて身体を洗うよう家族に勧めている。しかし本症例のように頻回に洗うことが困難な場合には，家族の負担にならない範囲で自宅，あるいはかかりつけの美容室でシャンプーをするか，通院が可能であれば病院に薬浴にくるように伝えている。

参考文献

1) Gadeyne C, Little P, King VL, *et al.* Efficacy of oclacitinib (Apoquel®) compared with prednisolone for the control of pruritus and clinical signs associated with allergic dermatitis in client-owned dogs in Australia. *Vet Dermatol.* 25: 512-e86, 2014.

Case 19

基礎疾患により難治性となった犬の症例②

吉田動物病院
池　順子

症例データ

品種：ヨークシャー・テリア
性別：未去勢雄
初診時年齢：6カ月齢
飼育環境：室内飼育，同居動物なし
食事：一般食（市販のドライフード）
シャンプー：前医で処方された薬用シャンプー剤にて週2回実施。
予防：フィラリア予防。ノミ予防なし

初診

1. 問診

3カ月齢で鼻梁と頭部に皮膚炎を発症した。近医で「カビ」ではないかと診断され，8日間経口薬が処方された。4カ月齢時の再診では毛包虫症と診断され，液剤を3日に1回，24日間経口投与するよう処方された（詳細は不明）。しかし改善せず，皮膚炎が全身に広がったため転院した。転院先ではセファレキシンを20 mg/kg，経口，1日2回で投与し，過酸化ベンゾイル含有のシャンプー剤（ビルバゾイル®：㈱ビルバックジャパン）と0.5%クロルヘキシジン含有の抗菌性シャンプー剤（ノルバサン®シャンプー0.5：㈱キリカン洋行）で週2回シャンプーを行ったが，やはり改善がみられなかったため当院を受診した。活動性には異常がなかったが，食欲が少し低下していた。

2. 検査

(1) 身体検査

体重1.85 kg。全身に丘疹，痂皮，鱗屑がみられ，腹部に多数の膿疱が認められた（図1）。

(2) 皮膚検査

頭部，背部，腹部，肘部内側のスクレーピングを行ったところ，卵から成虫まで全ステージの毛包虫が認められた。腹部膿疱の押捺塗抹材料の細胞診では，変性好中球と球菌がみられた。ウッド灯検査は陰性であった。

3. 診断およびその根拠

臨床症状と細胞診所見から膿皮症と診断した。また，スクレーピングで毛包虫が検出されたため，膿皮症の基礎疾患として毛包虫症があると考えた。さらに，ヨークシャー・テリアは皮膚糸状菌症の好発犬種であるため，皮膚症状と年齢から，これも鑑別疾患に加えた。

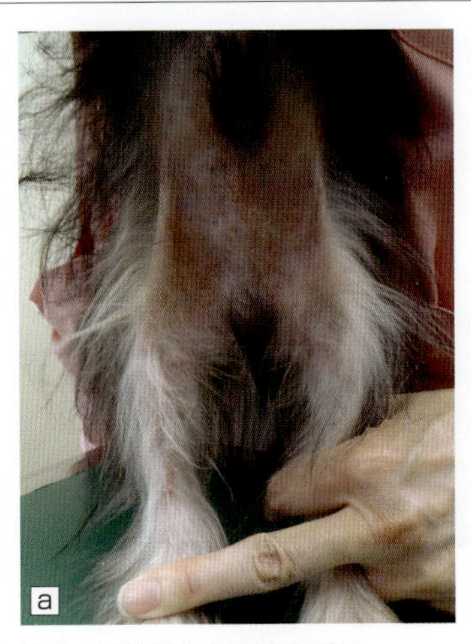

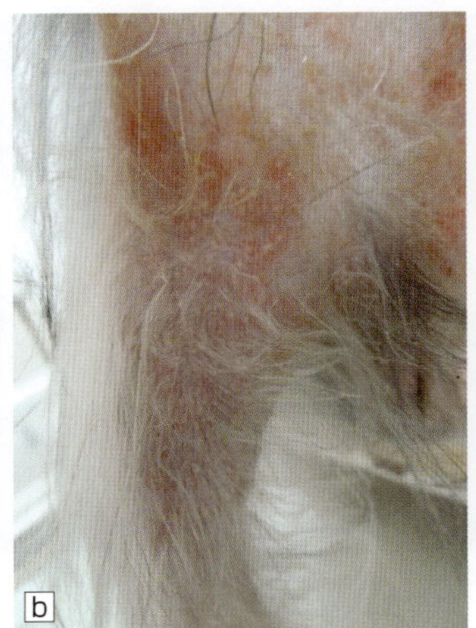

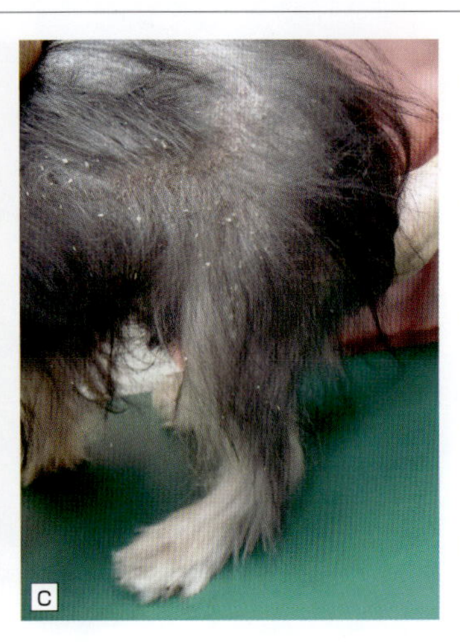

図1　初診時の身体検査所見

毛包の炎症を示唆する多数の膿疱と紅斑が認められた（a，b）。腰背部は紅斑と白色の鱗屑が顕著であった（c）。

4. 追加検査・治療

抗菌薬と薬用シャンプー剤で治療しているにもかかわらず膿皮症が治らないのは，毛包虫症を発症しているためか，あるいは抗菌薬が効いていないためであると考えた。そこで，毛包虫を抑制するためにアフォキソラネル・ミルベマイシンオキシム含有の駆虫薬（ネクスガードスペクトラ®11.3：ベーリンガーインゲルハイムアニマルヘルス ジャパン㈱）を処方し，抗菌薬をセファレキシンからエンロフロキサシン（8.1 mg/kg，経口，1日1回）に変更した。薬用シャンプー剤は継続し，2週間後に再診とした。適切な抗菌薬を選択するための細菌培養および薬剤感受性検査と，皮膚糸状菌症を除外するための真菌培養検査を実施した。

再診1回目（初診時より14日後）

1. 経過

駆虫薬と抗菌薬の投与で痒みがなくなり食欲がみられた。シャンプーは自宅で週2回行った。

2. 検査

(1) 身体検査

腹部の膿疱や頭部の痂皮，肘部内側の紅斑は消失した。背部には鱗屑と痂皮が認められた（図2）。

(2) 皮膚検査

頭部，背部，腹部，肘部内側のスクレーピングを行ったところ，頭部と腹部では毛包虫は検出されなかった。背部や肘部内側では数匹の生存する毛包虫と死亡した成虫が認められた。

(3) 細菌培養および薬剤感受性検査

Staphylococcus intermedius グループの細菌と緑膿菌が分離・同定された。いずれも処方していたエンロフロキサシンに対する感受性が認められた（表）。

3. 診断およびその根拠

駆虫薬と抗菌薬の投与で臨床症状が改善し，スクレーピングで顕著な虫体の減少がみられたこと，細菌培養および薬剤感受性検査で処方し

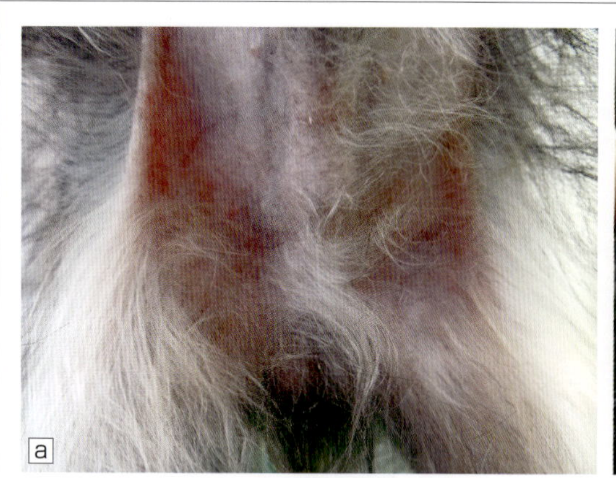

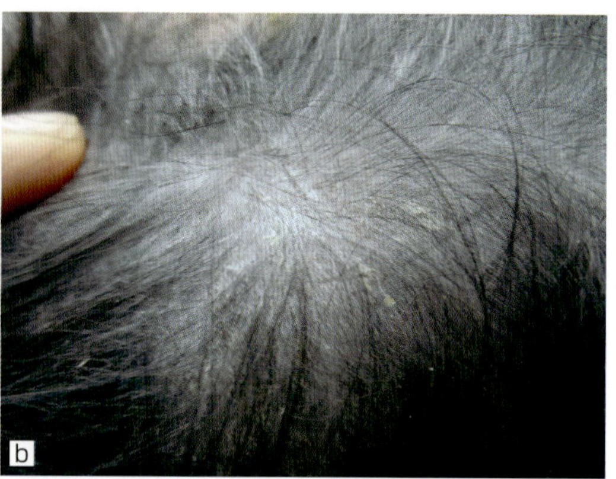

図2　初診時より14日後の身体検査所見

膿疱と紅斑は消失した（a）。一部痂皮が認められたが，鱗屑は減少した（b）。

表　細菌培養および薬剤感受性検査結果

薬剤	緑膿菌	*Staphylococcus intermedius* グループ
アモキシシリン	R	R
アモキシシリンクラブラン酸	R	S
セファゾリン	R	S
セファレキシン	R	S
イミペネムシラスタチン	S	S
ファロペネム	R	S
オルビフロキサシン	S	S
エンロフロキサシン	S	S
レボフロキサシン	S	S
クリンダマイシン	R	S
ミノサイクリン	R	S
クロラムフェニコール	R	S
ホスホマイシン	R	S
ST合剤	R	S

R：耐性，S：感受性

た抗菌薬に感受性が認められたことから，膿皮症と毛包虫症の治療は適切であったと思われた。ただし，残った背部の鱗屑，痂皮に関しては，皮膚糸状菌症の可能性が否定できなかった。

4. 治療

経過および薬剤感受性検査の結果から現在の治療が有効であると考えられるため，もう2週間，同様の治療を継続することとした。皮膚糸状菌症については，皮膚症状に注意しながら真菌培養検査の結果を待つこととした。

再診2回目（初診時より28日後）

1. 経過

一般状態，皮膚症状とも良好で，週2回シャンプーを継続していた。

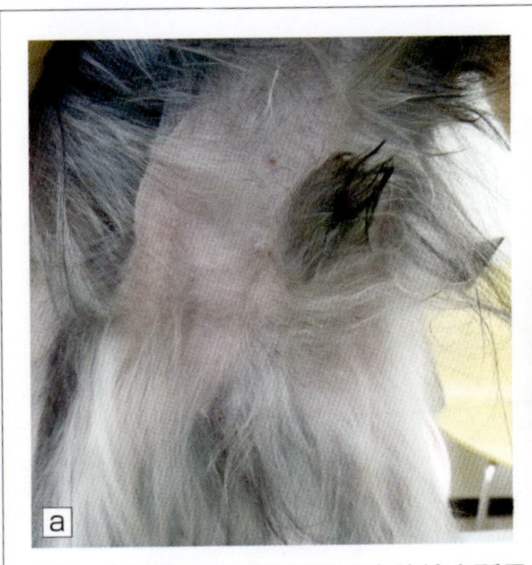
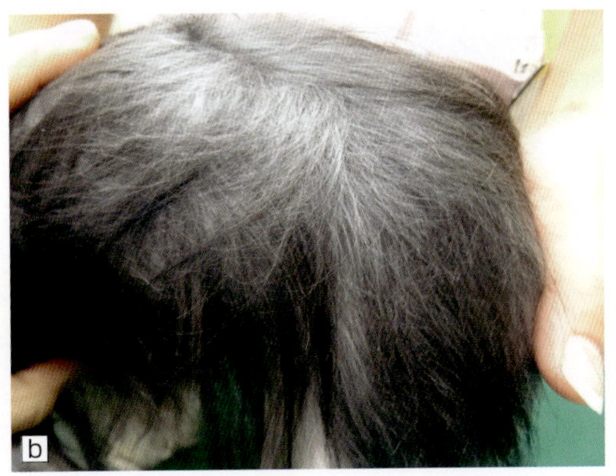

図3　初診時より52日後の身体検査所見
皮膚の状態は良好（a）で鱗屑も消失した（b）。

2. 検査

(1) 身体検査

背部と腰部に白色の鱗屑の付着が認められた。

(2) 皮膚検査

頭部，背部，腹部，肘部内側のスクレーピングを行ったところ，すべての部位で毛包虫は陰性であった。

(3) 真菌培養検査

真菌培養検査の結果は陰性であった。

3. 診断およびその根拠

皮膚症状が改善し，真菌培養検査も陰性であったため，皮膚糸状菌症を併発している可能性は非常に低いと考えられた。

4. 治療

初診時に行った真菌培養検査は陰性で，新たな膿疱もみられず，駆虫薬への反応も非常に良好であった。毛包虫は検出されなかったが，数が減ったためにたまたま検出されなかった可能性もあること，すぐに治療を中止すると再発する可能性があることから，1カ月後の再診を指示した。その間，抗菌薬は休薬し，駆虫薬を1カ月に1回投与することとした。

再診3回目（初診時より52日後）

1. 経過

週1回シャンプーを行っており，皮膚症状，一般状態ともに良好であった。

2. 検査

(1) 身体検査

皮疹は消失した（図3）。

(2) 皮膚検査

スクレーピングでは，頭部，背部，腹部，肘部内側すべての部位で毛包虫は陰性であった。

3. 治療

スクレーピングの結果が前回と今回の2回とも陰性であったこと，皮疹も消失したことから，毛包虫症の治療を終了とした。ただし，再発を誘発するような精神的なストレスや必要のないグルココルチコイドの投与は避けること，1年間は再発に注意が必要であることを家族に

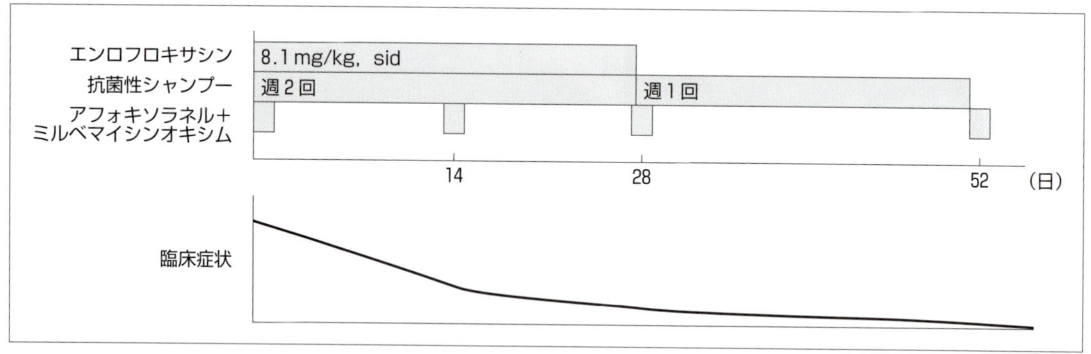

図 4　主な治療と経過

伝えた。健康な皮膚の維持のために抗菌性シャンプー剤からセラミド含有のシャンプー剤に変更してスキンケアを行うこと，フィラリアとノミの予防が必要な夏の間は毛包虫症の再発を防ぐためにアフォキソラネル・ミルベマイシンオキシム含有の駆虫薬を用いることとした。

治療のポイント

膿皮症の概要については Case 03 も参照されたい。

本症例は膿皮症の基礎疾患に毛包虫症があり，膿皮症の治療を成功させるには毛包虫症の治療を行うことが重要であった。

若齢犬に毛包虫症がみられた場合，年齢的に免疫機能が未熟なために毛包虫症を発症したのではないかと考えられる。局所性の毛包虫症であれば成長と共に自然治癒する可能性があるが，本症例のように全身に症状がみられる場合には駆虫薬の投与が必要だと考える。毛包虫症の治療には主にイベルメクチンやドラメクチン，ミルベマイシンの投与が行われてきた。しかしながらイベルメクチンやドラメクチンは犬用の高濃度の製剤が市販されておらず，また神経症状などの副作用に注意が必要となる。ミルベマイシンは犬用の製剤が販売されているが，1 日 1 回の経口投与が必要である。近年，ノミやマダニなどの駆虫薬として犬用に認可されているフルララネル（ブラベクト® 錠：㈱インターベット）や本症例に使用したアフォキソラネル・ミルベマイシンオキシムの合剤（ネクスガードスペクトラ®）に毛包虫の駆虫効果があることが報告された。本症例の場合，初診時の体重が 1.85 kg しかなかったため，体重 1.8 kg 以上から使用が可能で，毎日投与する必要がないネクスガードスペクトラ® を選択した。

本症例における反省点として，過酸化ベンゾイル含有のシャンプー剤は皮膚を過度に乾燥させる危険があるため，治療開始初期から，これを使用した後には保湿作用のあるシャンプー剤やコンディショナーを併用するべきであったと考えている。

Case 20

家族が高齢のため実施可能な治療法が限定された犬の症例

VetDerm Osaka
下浦宏美

症例データ

品種：シー・ズー
性別：去勢雄
初診時年齢：4歳
飼育環境：室内飼育，高齢の男性が飼育
散歩：市街地
食事：減量用療法食
シャンプー：動物病院併設のトリミングサロンで月1回実施

初診

1. 問診

若齢時から皮膚の紅斑，鱗屑，痒みがみられた。他院で抗菌薬含有のグルココルチコイド外用薬の塗布後，クロルヘキシジン・ミコナゾール含有の抗真菌性シャンプー剤によるシャンプーを行っていた。

2. 皮膚検査

(1) 身体検査

全身に鱗屑と皮脂分泌の増加が認められた。左側頬部，頚部腹側，左右腋窩，肘関節屈曲部，体幹腹側，内股，四肢端掌側には紅斑や脱毛を伴っていた。左側頬部，頚部腹側には軽度の苔癬化，体幹腹側には色素沈着も認められた。両側外耳道には軽度の炎症が認められた(図1)。

(2) 皮膚検査

押捺塗抹材料の細胞診では，頚部腹側，腋窩などの紅斑部位からマラセチアが多数検出された。スクレーピングでは寄生虫は検出されなかった。なお，掻爬時には容易に出血がみられ，グルココルチコイド外用薬の副作用が疑われた。

3. 診断およびその根拠

細胞診でマラセチアが多数検出され，鱗屑や皮脂分泌の増加が認められたことから，「マラセチア性皮膚炎を伴う脂漏症」と診断した。シー・ズーはマラセチア性皮膚炎や脂漏症の好発品種であるが，皮疹の分布から，原因として犬アトピー性皮膚炎が関与している可能性が考えられた。

4. 治療

まずはマラセチア性皮膚炎に対して，イトラコナゾール5 mg/kg，経口，1日1回の投与を行った。これまで使用していた抗菌薬含有のグ

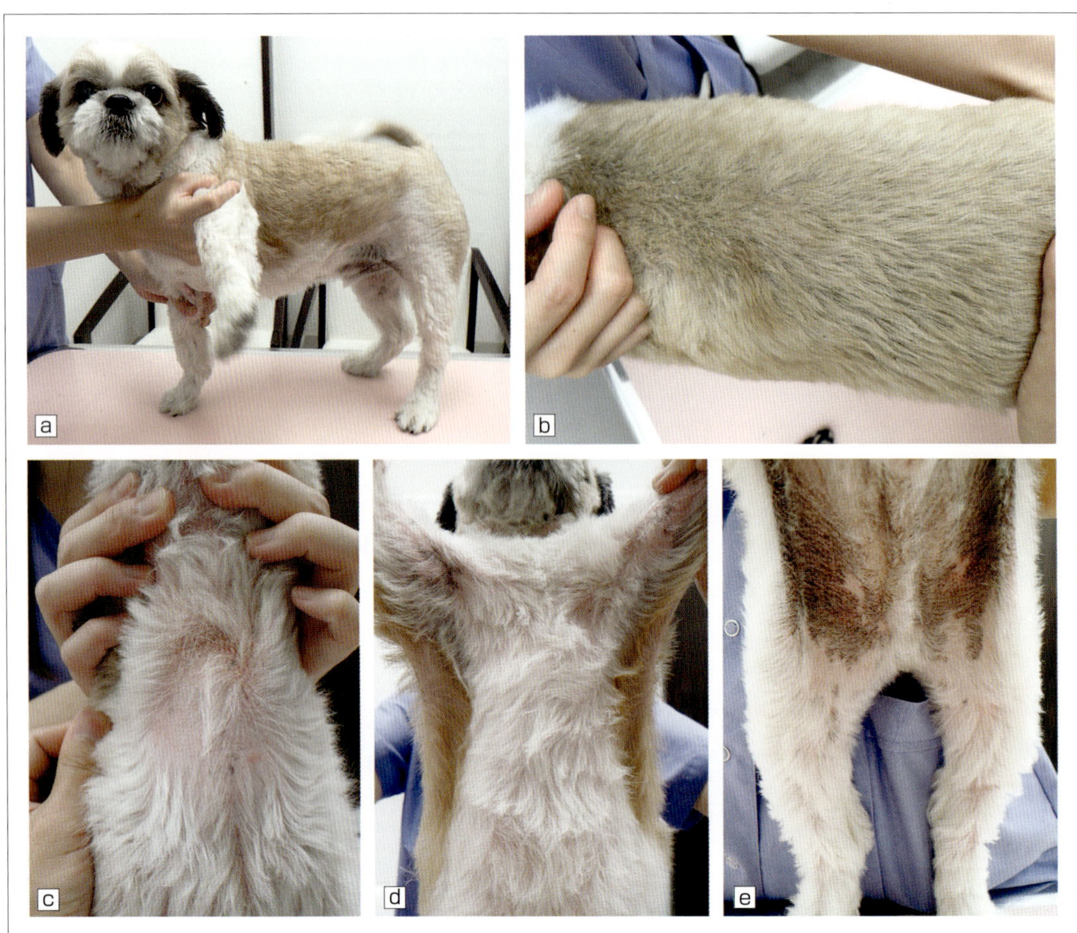

図1　初診時の身体検査所見
aに全身像を示す。体幹背側に鱗屑と皮脂分泌の増加が認められた（b）。頚部腹側から内股にかけて紅斑，脱毛，色素沈着が認められた（c〜e）。頚部には苔癬化も伴っていた（c）。

ルココルチコイド外用薬は中止した。シャンプーにはサリチル酸含有のシャンプー剤と抗真菌性シャンプー剤を用い，シャンプー後に保湿剤を使用することとした。

再診1回目（初診時より1カ月後）

1. 経過

症状はやや緩和されたが，痒みは続いていた。

2. 検査

(1) 身体検査

左側頬部と頚部腹側の紅斑と脱毛にはやや改善が認められたが，鱗屑と皮脂分泌の増加は続いていた。

(2) 皮膚検査

押捺塗抹材料の細胞診では頚部腹側にマラセチアが多数認められた。

3. 治療

イトラコナゾールの経口投与と月１回のシャンプーではマラセチアや脂漏症の管理が不十分であった。自宅でシャンプーが行えないことなどから，炎症と脂漏症の管理を経口薬によって行う必要があると考えた。グルココルチコイド外用薬の副作用が疑われたこととことから，シクロスポリン５mg/kg，経口，１日１回の投与を開始し，動物病院でのシャンプーの回数を可能な範囲で増やすことを提案した。イトラコナゾールは休薬とした。

再診２回目（初診時より２カ月後）

1. 経過

痒みはあるが，症状には改善がみられた。シャンプーは１カ月に２回行った。

2. 検査

(1) 身体検査

鱗屑と皮脂分泌は減少傾向であった。頚部腹側と腋窩の紅斑や苔癬化はまだ続いていた。

(2) 皮膚検査

押捺塗抹材料の細胞診では頚部腹側からマラセチアが多数検出された。

3. 治療

脂漏症が改善したため，シクロスポリンを２日に１回の投与に減らした。細胞診では依然としてマラセチアの増加が認められたため，イトラコナゾール５mg/kg，経口，１日１回の投与を再開した。また，頚部の苔癬化を治療するためにヒドロコルチゾンスプレーの１日１回塗布を指示した。

再診３回目（初診時より３カ月後）

1. 経過

痒みはあるが改善してきた。ヒドロコルチゾンスプレーは犬が動くためできなかった。

2. 検査

(1) 身体検査

鱗屑と皮脂分泌はまだ残っていたが，比較的良好に管理されていた。頚部腹側の苔癬化と紅斑，脱毛にも改善が認められた（図2）。

(2) 皮膚検査

押捺塗抹材料の細胞診では頚部腹側からマラセチアが検出されたが，その数は以前より減少していた。

3. 治療

皮膚の状態は良好に管理されつつあったが，皮表にはマラセチアが多く認められたため，シクロスポリンは２日に１回の投与で維持し，イトラコナゾールは週２日連日投与のパルス療法に変更して治療を継続した。自宅でのヒドロコルチゾンスプレー塗布が困難であるため，病院でシャンプー後に塗布することとした。

再診４回目（初診時より４カ月後）

1. 経過

痒みはあるが調子はよくなった。シクロスポリンの投薬が難しいことがあった。

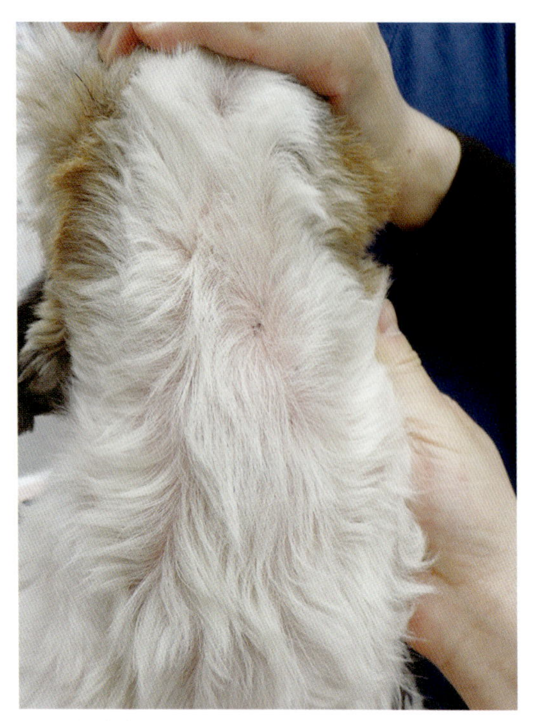

図2　初診時より3カ月後の身体検査所見
頚部腹側の紅斑と苔癬化，脱毛の改善が認められた。

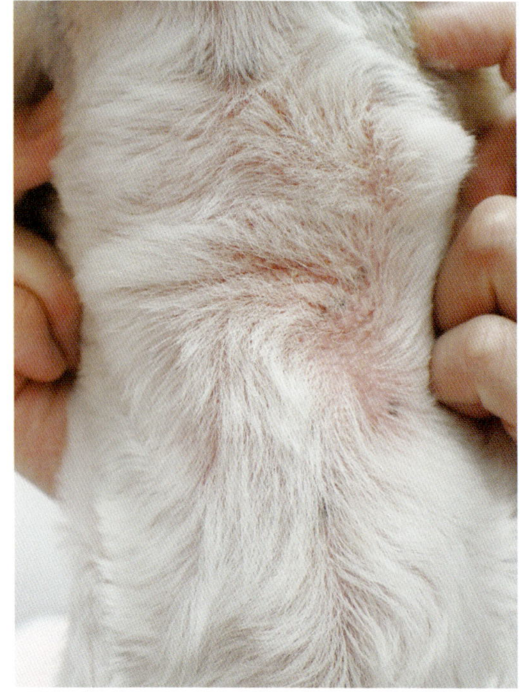

図3　初診時より6カ月後の身体検査所見
頚部腹側に紅斑と苔癬化が認められた。

2. 検査

(1) 身体検査

皮脂分泌や鱗屑はかなり改善していた。紅斑や苔癬化は認められたが改善傾向にあった。

(2) 皮膚検査

押捺塗抹材料の細胞診では腋窩にマラセチアが認められたが，頚部腹側には認められなかった。

3. 治療

症状が良好に管理されていたことから，シクロスポリンの投与を週2回に減らした。イトラコナゾールは週2回の投与として，2カ月間治療を続けた。

再診6回目(初診時より6カ月後)

1. 経過

よく身体を掻いていた。シクロスポリンの投薬が難しく，飲ませられないことがあった。

2. 検査

頚部腹側や左右腋窩，腹部に紅斑と脱毛が認められ，前回より悪化していた（図3）。

3. 治療

投薬できないことがあるということでシクロスポリンは休薬した。代わりにヒドロコルチゾンスプレーを自宅で再度使用してみるよう指示した。イトラコナゾールは週2回の投与を続けた。

再診7回目（初診時より7カ月後）

1. 経過

よく身体を掻いていたが，悪化しているかどうかはよくわからなかった。ヒドロコルチゾンスプレーの使用は，犬が嫌がったため難しかった。

2. 検査

頚部腹側の紅斑と苔癬化がやや悪化していた。

3. 診断およびその根拠

これまでの治療経過を含めた症例のヒストリーと皮疹の分布，再発・持続するマラセチア感染を認めることなどから，犬アトピー性皮膚炎に併発する脂漏症とマラセチア性皮膚炎と診断した。

4. 治療

シクロスポリンの休薬により痒み症状の悪化が認められたことから，犬アトピー性皮膚炎による痒みを管理する必要があると考えた。家族ももう少し痒みを緩和したいという希望であった。自宅での外用薬使用は困難と予測されたため，オクラシチニブ 0.5 mg/kg，経口，1日2回の投与を開始し，2週間後には同用量で1日1回の投与に減らして維持した。イトラコナゾールは週2回の投与を継続した。

再診8回目（初診時より8カ月後）

1. 経過

ときおり吐くことがあったが，体調はよかった。痒みは少し認められた。

2. 検査

(1) 身体検査

脂漏症は良好に管理されていたが，肘関節の屈曲部や腹部には紅斑が残っていた（図4）。

(2) 皮膚検査

押捺塗抹材料の細胞診では紅斑部位にマラセチアが多数認められた。

3. 治療

脂漏症や痒みは良好に管理されていたことから，オクラシチニブの投薬を1日1回で継続した。また，マラセチアが検出されたことから，イトラコナゾールの週2回の投与を続けた。

以降の経過

1カ月後に紅斑の改善が認められたことから，イトラコナゾールを中止し，オクラシチニブの1日1回投与を継続した。

2カ月後，ときおり吐くことがあるのでオクラシチニブを中止したいと家族から相談があった。痒みや脂漏症はかなり改善していたことから，オクラシチニブの連日投与は中止し，痒みの強いときに頓服で服用することとした。執筆時点では病院でのシャンプー（基本は保湿成分含有シャンプー剤を用い，マラセチア感染部位には抗真菌性シャンプー剤を使用。シャンプー後にはセラミド含有保湿剤を使用）を月2回行い，経過観察中である。

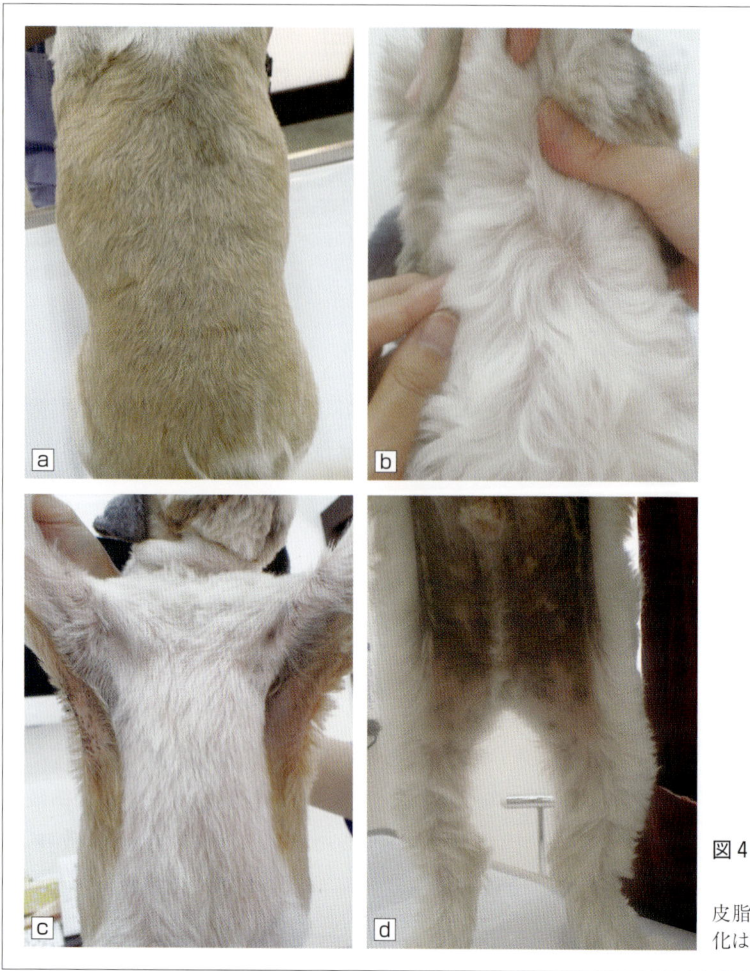

図4　初診時より8カ月後の身体検査所見

皮脂の増加や鱗屑，紅斑，脱毛，苔癬化は改善した（a～d）。

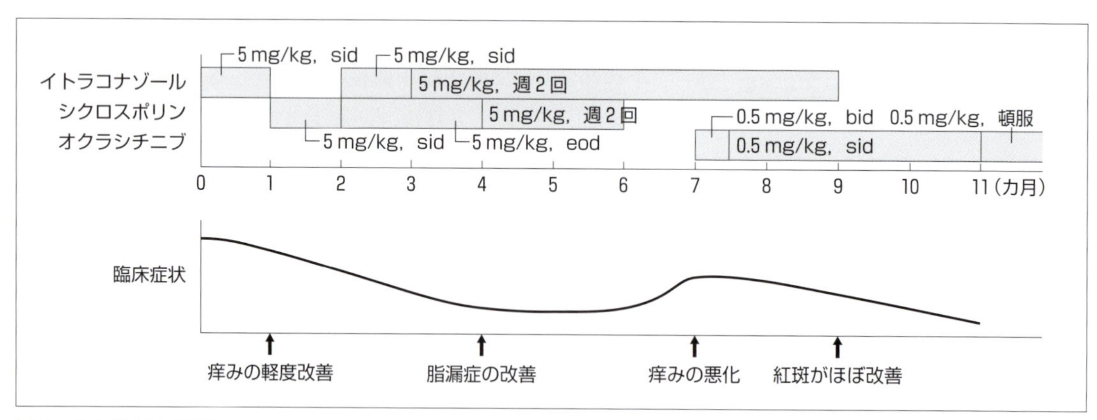

図5　主な治療と経過

bid：1日2回，sid：1日1回，eod：2日に1回

治療のポイント

脂漏症の概要についてはCase 14も参照されたい。

本症例は初診時に皮脂分泌と鱗屑が増加した脂漏症を呈しており，皮表にマラセチアの増加が認められたため，マラセチア性皮膚炎を伴う脂漏症と診断した。

マラセチア性皮膚炎は抗真菌性シャンプー剤や抗脂漏シャンプー剤によるシャンプーや抗真菌薬の経口投与で治療する。通常は自宅での週2回のシャンプーから治療を開始しているが，本症例では家族が高齢で自宅でのシャンプーが困難であったことから，病院での月2回のシャンプーと抗真菌薬の経口投与による治療を選択した。

マラセチアに対する抗菌療法のみでは痒みや脂漏症の改善に乏しかったため，炎症とそれに伴う痒みを治療するためにシクロスポリンの投薬を行った。治療により症状は改善し，週2回の投薬で維持が可能であるように思われたが，犬が薬を飲まないことが多くなったため，グルココルチコイドの外用薬で維持が可能かどうか確認を行った。すると皮膚に痒みの悪化に伴う変化が認められたため，本症例は犬アトピー性皮膚炎に伴う脂漏症と診断した。この時点で治療当初に認められた脂漏症や炎症はかなり改善していたこと，シクロスポリンの投与が困難であることから，オクラシチニブの投薬を開始した。

投薬開始後ときおり認められた嘔吐がオクラシチニブの影響かは明確ではない。現在は犬アトピー性皮膚炎に対し，痒みの強いときのみオクラシチニブの投与を行うという治療で経過観察中であるため，今後の症状には注意が必要であると考えている。

犬アトピー性皮膚炎の治療ガイドライン[1]では，急性期の痒みに対する薬物治療としてグルココルチコイド，オクラシチニブの使用が，慢性期の薬物治療としてはこれらに加えてシクロスポリンの使用が推奨されている。シクロスポリンは即効性はないが，皮脂分泌が過剰な脂漏症の治療においては有効な薬剤だと筆者は感じている。そのため犬アトピー性皮膚炎やアトピーの関与を疑う脂漏症を治療する際は，皮膚の症状によってこれらの薬剤を使い分けるようにしている。

頚部腹側に生じていた皮膚の苔癬化は，そのままの状態ではマラセチアの増殖や痒みを生じ，治療の妨げとなることが予想された。そのためヒドロコルチゾンスプレーによる治療を試みたが，自宅では外用薬の塗布が行えなかった。病院でシャンプーを行う際に塗布するようにしたところ，苔癬化には改善が認められた。自宅で外用薬が使えない場合でも，来院時に外用薬を使用することで改善する可能性があると考えられた。

本症例では，高齢の家族が投薬や外用薬の塗布などをうまくできないことが多く，さまざまな治療法を試みる必要があった。高齢者の飼育する犬の治療には工夫が必要だとあらためて感じられた症例であった。

参考文献

1) Olivry T, DeBoer DJ, Favrot C, *et al.* Treatment of canine atopic dermatitis: 2015 updated guidelines from the International Committee on Allergic Diseases of Animals (ICADA). *BMC Vet Res.* 11: 210, 2015.

Case 21

家族の希望により薬剤の全身投与の導入に時間を要した犬の症例

あさか台動物病院
北宮絵里

症例データ

品種：シー・ズー
性別：避妊雌
初診時年齢：6歳2カ月
飼育環境：室内飼育
食事：カンガルーを原材料とする一般食
シャンプー：自宅にて3日に1回実施
予防：フィラリア・ノミ・マダニ予防

初診

1. 問診

2歳時より皮膚に痒みが認められ，他院にてマラセチア性皮膚炎と診断された。当院受診時はミコナゾール・クロルヘキシジン含有の抗真菌性シャンプー剤（マラセブ®：㈱キリカン洋行）で3日に1回シャンプーを実施していた。過去にプレドニゾロン，シクロスポリン（アトピカ®：エランコジャパン㈱），オクラシチニブ（アポキル®錠：ゾエティス・ジャパン㈱）を投与してもあまり改善がなかった。受診時は休薬中であった。

2. 検査

(1) 身体検査

体重5.8 kg。両側腋窩，鼠径～腹部，内股に脂漏状物質，紅斑，点状紅斑が認められた（図1）。

(2) 皮膚検査

腋窩，鼠径，腹部より押捺塗抹材料の細胞診，被毛の鏡検を行った。

細胞診では，マラセチアが多数認められた。被毛には成長期毛が認められた。毛包虫は認められなかった。

(3) 血液検査・血液化学検査・甲状腺ホルモン測定

血液検査・血液化学検査で異常は認められず，サイロキシン（T_4）は2.4 μg/dL と正常範囲内であった。

3. 診断およびその根拠

脂漏状物質がみられ，押捺塗抹材料にてマラセチアが多数認められたことから「マラセチア性皮膚炎」であると考えられた。

点状の紅斑がみられたことから毛包虫も鑑別疾患として考えなければならないが，被毛の鏡検では毛包虫は認められなかった。

マラセチア性皮膚炎の背景には，犬種，犬ア

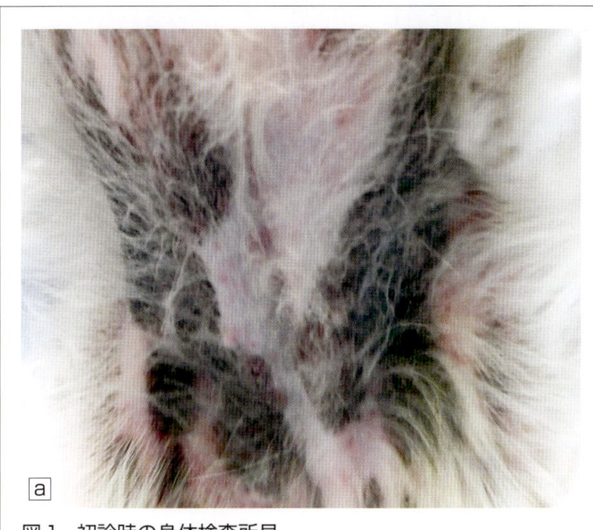

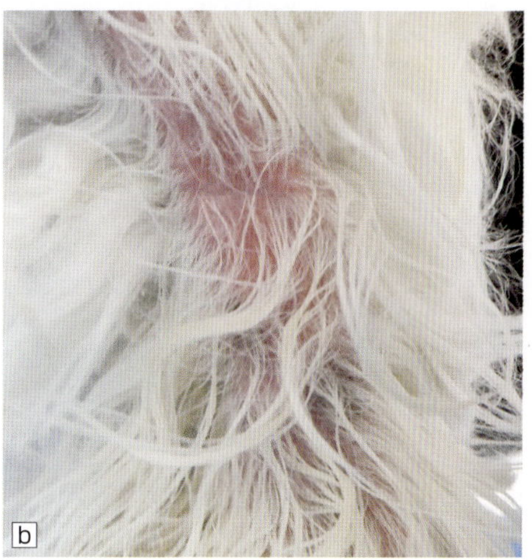

図1　初診時の身体検査所見
腹部に脂漏状物質，紅斑，点状紅斑が認められた（a）。後肢内股から膝周囲にも脂漏状物質，紅斑が認められた（b）。

トピー性皮膚炎，食物アレルギーなどの関与が考えられた。T_4は正常範囲内であったため否定的だが，甲状腺機能低下症などの基礎疾患の関与も考えられた。

4. 治療

抗真菌性シャンプー剤で3日に1回シャンプーを実施しても紅斑，痒みが治らなかったとのことであったため，抗真菌薬の経口投与を勧めた。しかし，本症例は過去にシクロスポリン経口投与により嘔吐を呈したことがあるため，家族は経口薬に抵抗があり，シャンプー療法や外用療法を希望した。使用していたシャンプー剤が皮脂を除去しすぎ，かえって皮膚の状態を悪くしていた可能性を考慮し，ピロクトンオラミン含有の抗真菌性シャンプー剤（メディダーム®：日本全薬工業㈱）に変更し，週2回シャンプーすることとした。家族へは，皮膚症状の強いところから洗い，タオルドライで乾かすよう指導した。また，外用療法として，ケトコナゾールの外用薬（ニゾラール®クリーム2%：ヤンセンファーマ㈱）を1日1回，紅斑のある部位に塗布することとした。

食物アレルギーの関与を否定するため加水分解蛋白食（BLUE Natural Veterinary Diet® HF：ブルーバッファロー・ジャパン㈱）にフードを変更し，2～3カ月継続することとした。

再診2回目（初診時より1カ月後）

1. 経過

痒みは改善したが，皮膚の赤みはあまり変わらなかった。

2. 検査

(1) 身体検査

内股，腹部，腋窩に紅斑，脂漏状物質が認められた。

(2) 皮膚検査

押捺塗抹材料の細胞診にてマラセチアが認められたが，初診時よりは減少していた。

3. 診断およびその根拠

マラセチア性皮膚炎が軽快しやすい冬であることもあり，シャンプー療法，外用療法の効果がある程度みられていると考えた。

食物アレルギーに関しては，まだ判断ができないと考えた。

4. 治療

痒みが軽減したが，皮膚症状をさらに改善するには，経口薬による治療が必要である可能性が高いと伝えた。しかし，痒みがほとんどないため，家族はシャンプー療法，外用療法の継続を希望した。

21

再診 6 回目（初診時より 3 カ月後）

1. 経過

痒みは安定した。皮膚の紅斑，脂漏状物質はシャンプー後，時間が経過すると気になるとのことであった。家族の判断でメディダーム® とマラセブ® を使い 2 日に 1 回シャンプーし，鱗屑が気になるのでかなり強く擦っていた。外用薬は使用していなかった。フードは加水分解蛋白食を継続していた。

2. 検査

(1) 身体検査

内股，腹部，腋窩に紅斑，脂漏状物質，軽度の鱗屑が認められた。

(2) 皮膚検査

押捺塗抹材料の細胞診にてマラセチアが認められたが，数は多くなかった。

3. 治療

ある程度シャンプー療法の効果が認められていると考えられた。加水分解蛋白食に変更し 3 カ月経過したが大きな変化はみられないため，一度フードを戻し，症状が悪化するかどうか確認することとした。痒みが改善していたため，家族の希望もありシャンプー療法を継続していくこととした。

再診 10 回目（初診時より 5 カ月後）

1. 経過

脂漏状物質や紅斑は多少残るものの痒みは安定していた。しかし，暖かくなるとともに，シャンプーを行なっていても紅斑，脂漏症が強くなり，痒みも認められるようになった。

2. 検査

(1) 身体検査

頚部腹側，胸部腹側，腹部に脂漏状物質，紅斑が認められた（図 2）。

(2) 皮膚検査

押捺塗抹材料の細胞診にてマラセチアが多数認められた。

3. 診断およびその根拠

気温，湿度が上昇したことで脂漏症が強くなり，マラセチア性皮膚炎が悪化したと考えられた。

症状が悪化したタイミングとフードを戻したタイミングが一致しなかったことから，食物アレルギーは否定的であると考えられた。

4. 治療

マラセチア性皮膚炎が悪化し，紅斑，痒みが強くなっているため，再度抗真菌薬の全身投与を提案した。家族は経口投与に抵抗があったためイトラコナゾールのパルス療法を提案し，承諾を得た。イトラコナゾール 4 mg/kg の週 2

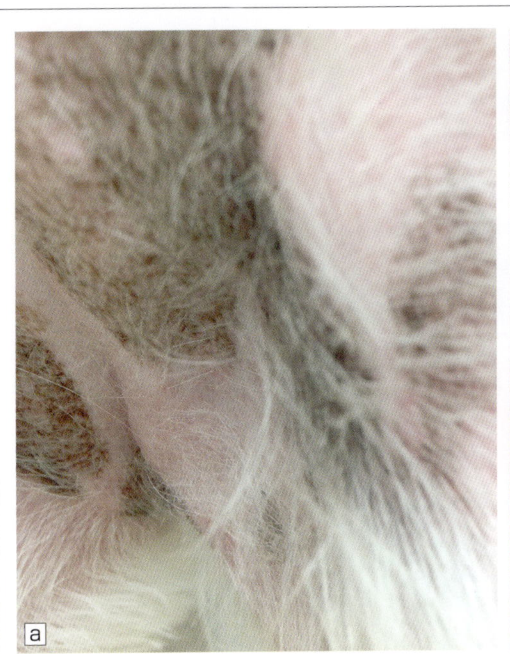

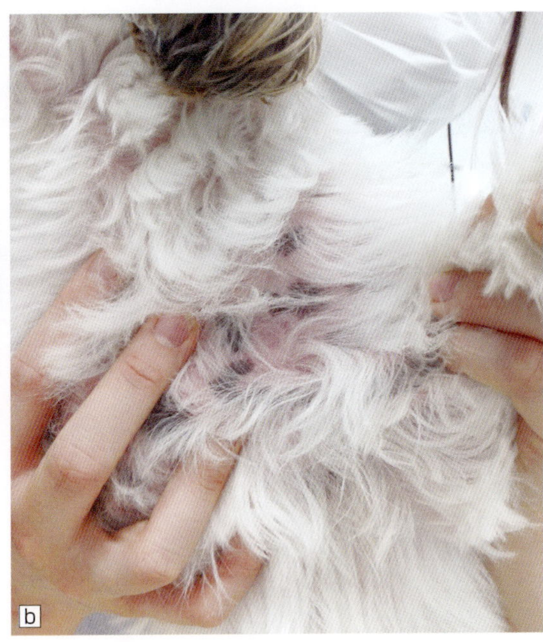

図2　初診時より5カ月後の身体検査所見
腹部に紅斑が認められた（a）。頚部腹側～胸部に脂漏状物質，紅斑が認められた（b）。

回連日投与を4週間実施した。

再診11回目（初診時より6カ月後）

1. 経過

状態はあまり変わらない，もしくは悪化した。前肢，内股をよく舐め，痒みがある様子であった。皮膚の紅斑，鱗屑も認められた。

2. 検査

(1) 身体検査

四肢，腹部，内股に鱗屑，紅斑が認められた。脂漏症も強く，背部にも脂漏状物質が認められた。

(2) 皮膚検査

押捺塗抹材料の細胞診にてマラセチアが多数認められた。

3. 治療

イトラコナゾールのパルス療法で効果が得られなかった原因として，体重と剤型の組み合わせから，4 mg/kgと用量が少なめであったこと（成書での用量は5～10 mg/kg），パルス療法では治療として十分でなかった可能性が考えられた。投与による副作用もみられなかったため，イトラコナゾールの用量を増やし，パルスではなく1日1回投与することとした。イトラコナゾールを8 mg/kg，経口，1日1回で3週間処方した。シャンプー療法は継続とした。

再診12回目（初診時より約6カ月半後）

1. 経過

におい，紅斑はかなり改善し，痒みも減少した。

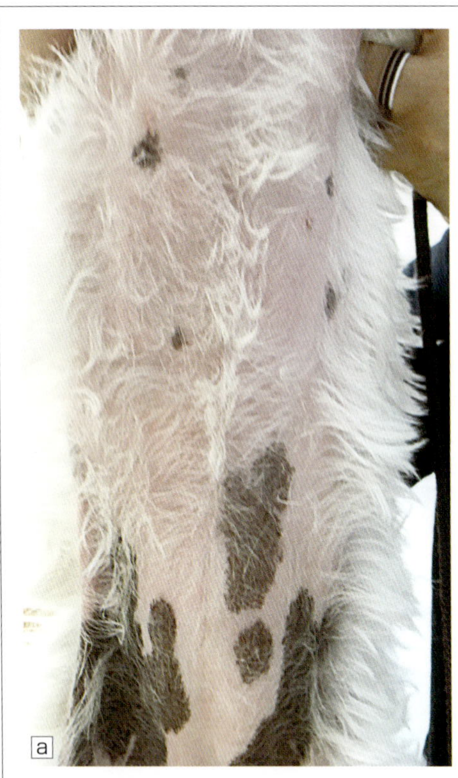

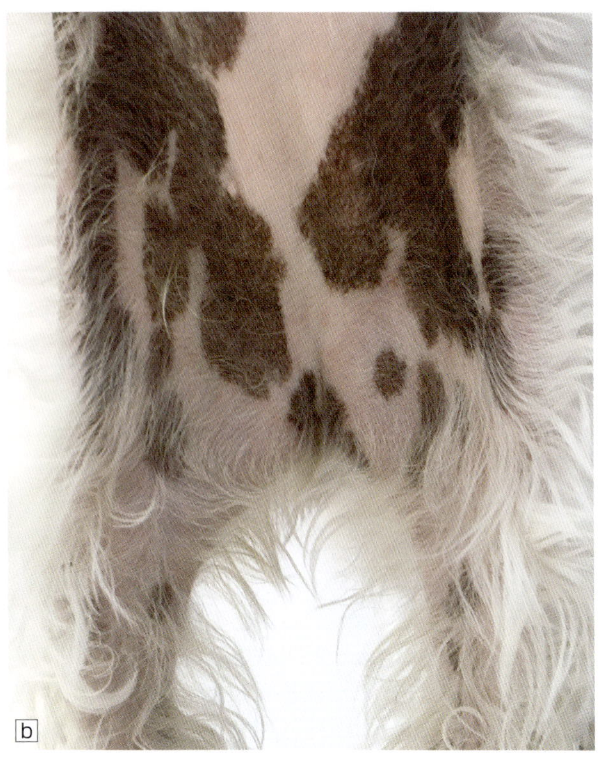

図3　初診時より7カ月後の身体検査所見
胸部から腹部の紅斑は消失した（a）。内股にも紅斑は認められず，脂漏状物質もあまりみられなかった（b）。

2. 検査

(1) 身体検査

四肢，腹部，内股の鱗屑，紅斑はまだ残っていたものの，かなり改善した。

3. 治療

イトラコナゾールの用量を増やし，連日投与としたことで治療効果が得られたと考えられたため，さらに皮膚の状態が改善するまで投与を継続することとした。そのうえで，シャンプー療法で維持していくこととした。

シャンプー療法は継続し，イトラコナゾールを同用量で2週間処方した。

再診13回目（初診より約7カ月後）

1. 経過

においも紅斑もかなり改善した。鱗屑はほとんどなくり，痒みもほとんどみられなくなった。

2. 検査

(1) 身体検査

四肢，腹部，内股の鱗屑はほぼ消失した。紅斑もさらに改善し，ほぼ消失した（図3）。

(2) 皮膚検査

押捺塗抹材料の細胞診にて，マラセチアはほとんどみられなかった。

3. 診断およびその根拠

シャンプー療法，イトラコナゾール連日投与の継続によりマラセチア性皮膚炎の症状は略治したと考えられた。

4. 治療

イトラコナゾールは休薬とし，シャンプー療法のみで維持できるか観察することとした。

再診 14 回目（初診時より 8 カ月後）

1. 経過

マラセブ®にて週 2 回シャンプーしていた。痒がることはほとんどなく，皮膚の紅斑，脂漏状物質も気にならなかった。

2. 検査

前回診察時の状態を維持できていた（図 4）。

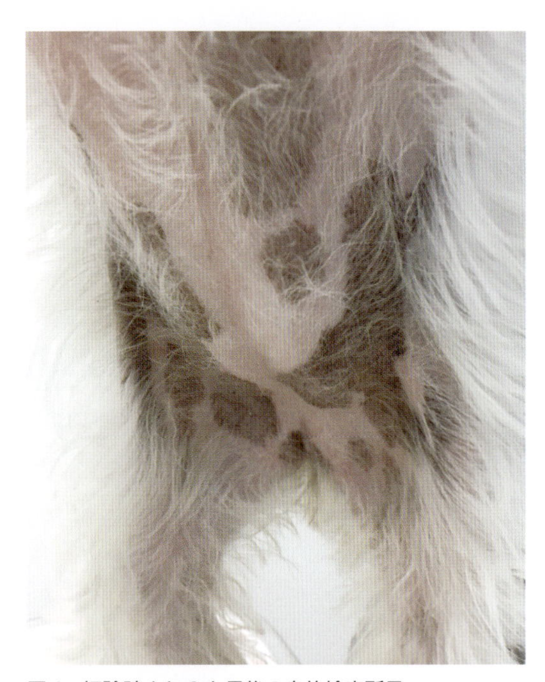

図 4　初診時より 8 カ月後の身体検査所見

腹部から内股に紅斑は認められず，前回の状態をほぼ維持できていた。

3. 治療

シー・ズーのマラセチア性皮膚炎には犬種的な背景があるため，一度治療をすれば根治するものではなく，治療により改善した後もシャンプー療法などのスキンケアで維持していかなければならないことを伝えた。また，季節（暑い

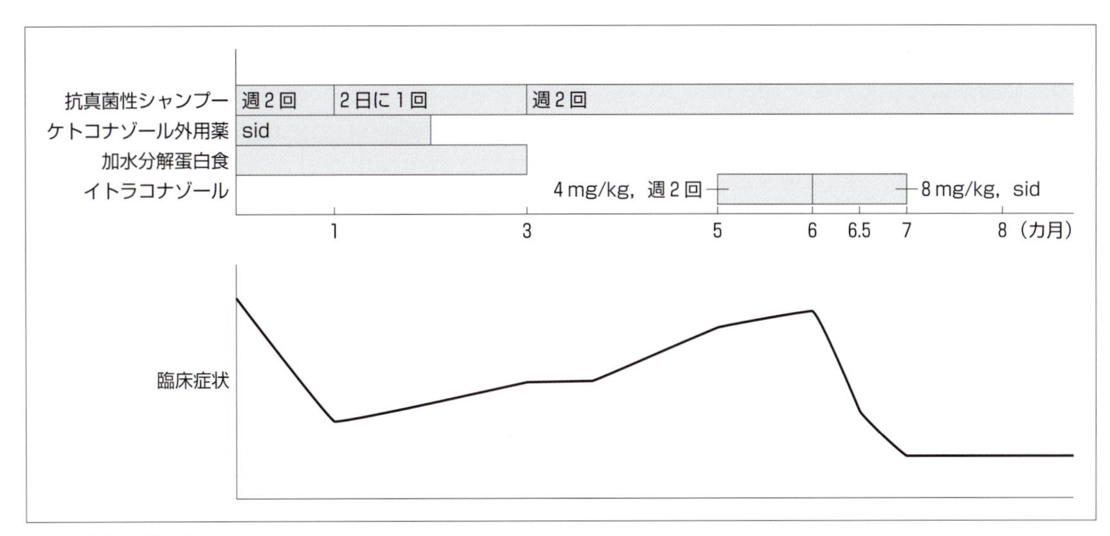

図 5　主な治療と経過

sid：1 日 1 回

時期に悪化，寒い時期に良化傾向）や年齢（加齢とともに悪化傾向）の影響を受け悪化した際には，再度抗真菌薬などの全身療法が必要となることも伝えた。

診察時は秋であったこと，抗真菌薬の全身療法で改善し，休薬しても悪化しなかったことから，シャンプー療法を継続し経過観察とした。

治療のポイント

マラセチア性皮膚炎の概要については Case 06 も参照されたい。

マラセチア性皮膚炎の治療には，基礎疾患の評価，マラセチアへの対処，脂漏症への対処が必要となる。

マラセチア性皮膚炎の先天的な要因として，脂漏犬種であること，エーラスダンロス症候群が挙げられる。後天的要因として犬アトピー性皮膚炎，甲状腺機能低下症，性ホルモン失調などが挙げられる。本症例は脂漏犬種に含まれるシー・ズーであることから[1]，一時的な治療ではなく，シャンプー療法による継続的な脂漏症の管理が必要になると想定される。季節的な増悪もみられたため，季節に応じた治療が必要となると考えられる。

マラセチア性皮膚炎の治療として，筆者は抗炎症作用も持つケトコナゾールの経口投与を好んで選択しているが，副作用が気になる症例などでは，イトラコナゾールの連日投与もしくはパルス療法を実施している。本症例では家族が経口投与に抵抗を示したため，シャンプー療法，外用療法に続く治療として，イトラコナゾールのパルス療法を試みた。マラセチア性皮膚炎に対するイトラコナゾールのパルス療法は，連日投与と同等の治療効果があることが報告されている[2]。しかし，本症例ではパルス療法で十分な治療効果が得られなかった。副作用を懸念し教科書的な用量よりも少なめで実施していたこと，同等の治療効果があるとされてはいるものの，連日投与のほうが血中濃度が安定すると考えられたことから，連日の経口投与へ移行することとなった。

そのほか，治療として欠かせないものとして，シャンプー療法を主体とした脂漏症の管理がある。脂漏症に対するシャンプー剤としては二硫化セレンシャンプー，過酸化ベンゾイルシャンプーがあり，マラセチアと脂漏症の両方に対応するシャンプー剤としては本症例でも用いたマラセブ®やメディダーム®がある。

参考文献

1) Mayldin EA, Scott DW, Miller WH, *et al. Malassezia* dermatitis in the dog: a retrospective histopathological and immunopathological study of 86 cases (1990-95). *Vet Dermatol.* 8: 191-202, 1997.
2) Pinchbeck LR, Hiller A, Kowaiski JJ, *et al.* Comparison of pulse administration versus once daily administration of itraconazole for the treatment of *Malassezia pachydermatis* dermatitis and otitis in dogs. *J Am Vet Med Assoc.* 220: 1807-1812, 2002.

Case 22

季節性に再発し継続的な管理が求められた犬の症例

VetDerm Osaka
下浦宏美

症例データ

品種：秋田
性別：去勢雄
初診時年齢：9歳
飼育環境：室内飼育（会社内で飼育）
散歩：市街地や公園
食事：受診約1年前から皮膚疾患用療法食（アミノ酸食）。副食としてシカ肉やささみのジャーキー
シャンプー：動物病院併設のトリミングサロンにて月1回実施
予防：狂犬病ワクチン，混合ワクチン，フィラリア・ノミ予防

初診

1. 問診

皮膚に紅斑があり痒がっている，鱗屑とともに毛が抜けるとの主訴で受診した。若齢時から皮膚炎や外耳炎を繰り返しており，症状が続くようになってきた。元気や食欲に問題はなかった。

2. 検査

(1) 身体検査

左右の口唇部と内股，左側腋窩と肛門周囲から尾の腹側にかけて，紅斑と脱毛が認められた。腋窩には痂皮の付着があり，内股には軽度の苔癬化も認められた。左側後肢の肢端の掌側面に軽度の紅斑，両側外耳道に紅斑と耳垢の付着が認められた。また，体幹部や腹部，大腿部尾側には表皮小環と脱毛が散発し，びまん性に軽度の鱗屑が認められた。尾の先端にも脱毛が認められた（図1）。

(2) 皮膚検査

体幹部の表皮小環と内股の押捺塗抹材料の細胞診では，変性好中球と球菌が検出された。セロハンテープ法およびスクレーピングではツメダニやニキビダニなどの外部寄生虫は検出されなかった。

3. 診断およびその根拠

身体検査と細胞診の結果から，「再発性表在性膿皮症」と診断した。外耳炎，腋窩や内股の慢性的な痒みを呈していたことから，基礎疾患として犬アトピー性皮膚炎や脂漏性皮膚炎が疑われた。

また，症例は9歳と高齢であることから，内

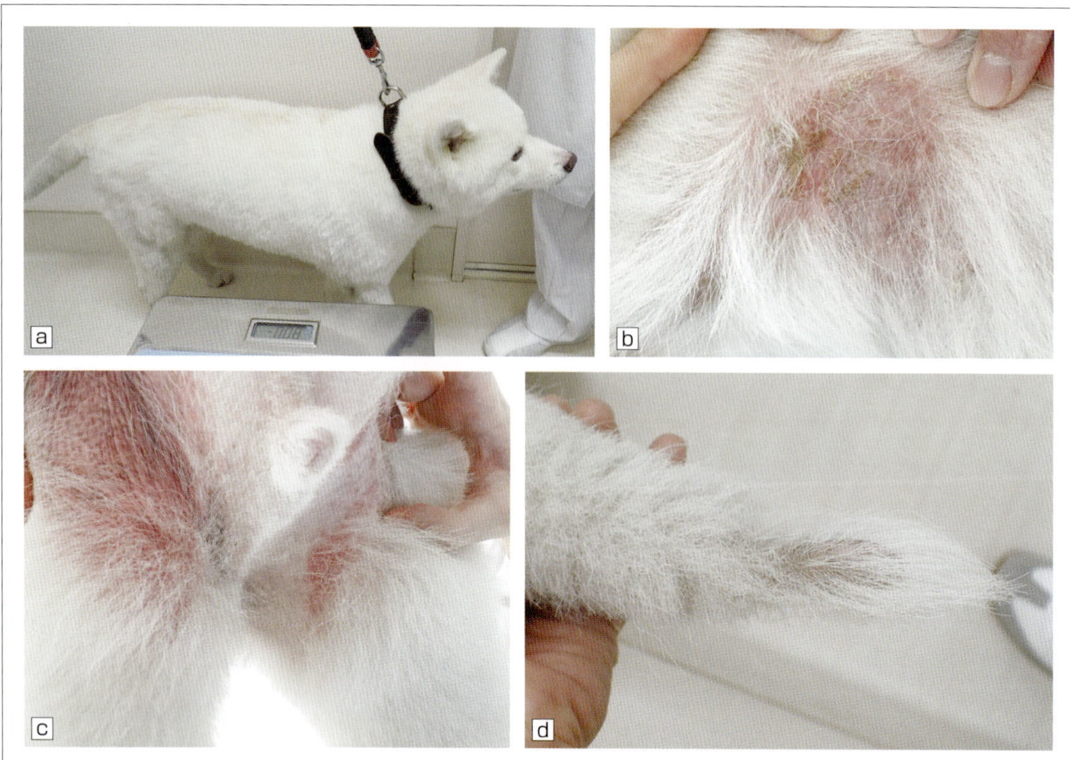

図1　初診時の身体検査所見

aに全身像を示す。体幹部に表皮小環と脱毛が散発していた（b）。内股に紅斑と苔癬化が認められた（c）。尾の先端に脱毛が認められた（d）。

分泌疾患やそのほかの内臓疾患などが潜在している可能性も懸念された。

4. 追加検査

過去に抗菌薬の全身療法を受けていることから薬剤耐性菌による膿皮症である可能性も考え，細菌培養および薬剤感受性検査を行うこととした。また，基礎疾患の有無を調べるため，血液検査・血液化学検査，内分泌検査を実施した。

(1) 細菌培養および薬剤感受性検査

Staphylococcus pseudintermedius が検出され，エンロフロキサシン，ゲンタマイシン，クリンダマイシン，クロラムフェニコール，ST合剤に耐性を示していた（表1）。

(2) 血液検査・血液化学検査・甲状腺ホルモン測定

ヘモグロビン（Hb）と平均赤血球容積（MCV），平均ヘモグロビン量（MCH）の低値，アラニンアミノ基転移酵素（ALT），アルカリホスファターゼ（ALP）の高値を認めた（表2）。甲状腺ホルモン濃度は正常範囲内であった。

(3) 腹部超音波検査

血液検査・血液化学検査の結果を受け腹部超音波検査を行ったが，とくに異常は認められなかった。

表1　細菌培養および薬剤感受性検査結果

薬剤	*Staphylococcus pseudintermedius*
アモキシシリンクラブラン酸	S
オキサシリン	S
セファレキシン	S
セフポドキシム	S
エンロフロキサシン	R
ゲンタマイシン	I
クリンダマイシン	R
ドキシサイクリン	S
ミノサイクリン	S
クロラムフェニコール	R
ホスホマイシン	S
ST合剤	R

R：耐性，I：中間，S：感受性

表2　初診時の血液検査・血液化学検査結果

項目	値	単位
WBC	5,430	/μL
Neu	4,000	/μL
Lym	910	/μL
Eos	180	/μL
Baso	20	/μL
Mono	320	/μL
RBC	651	$\times10^4$/μL
Ht	38.7	%
Hb	12.9	g/dL
MCV	59.4	fL
MCH	19.8	pg
MCHC	33.3	g/dL
PLT	12.8	$\times10^4$/μL
BUN	25	mg/dL
Cre	1.3	mg/dL
Glu	104	mg/dL
TP	6.9	g/dL
Alb	3.3	g/dL
ALT	80	U/L
ALP	1,174	U/L
T-cho	242	mg/dL

WBC：白血球数，Neu：好中球，Lym：リンパ球，Eos：好酸球，Baso：好塩基球，Mono：単球，RBC：赤血球数，Ht：ヘマトクリット値，Hb：ヘモグロビン，MCV：平均赤血球容積，MCH：平均ヘモグロビン量，MCHC：平均ヘモグロビン濃度，PLT：血小板，BUN：血中尿素窒素，Cre：クレアチニン，Glu：グルコース，TP：総蛋白，Alb：アルブミン，ALT：アラニンアミノ基転移酵素，ALP：アルカリホスファターゼ，T-cho：総コレステロール

(4) ACTH刺激試験

同様に血液検査・血液化学検査の結果を受け副腎皮質刺激ホルモン（ACTH）刺激試験を行った。投与前のコルチゾール濃度は6.3 μg/dL，投与後のコルチゾール濃度は16.1 μg/dLであった。

5. 治療

細菌培養および薬剤感受性検査の結果が出るまでの間は中性電解水による消毒（1日2回）とゲンタマイシン軟膏の塗布（1日2回）による外用療法を行ったが，本症例は大型犬であり，かつ症状が全身におよぶことから，外用療法のみでは治療が困難と考えた。薬剤感受性検査の結果から，膿皮症に対してセファレキシンを17 mg/kg，経口，1日2回で処方した。また，4％クロルヘキシジン含有のシャンプー剤によるシャンプーを行い，シャンプー後は保湿剤を使用することとした。中性電解水による消毒も1日2回で継続した。

再診1回目（初診時より1カ月後）

1. 経過

症状は改善してきたが，痒みはまだみられた。

2. 検査

膿皮症による病変は治癒していたが，左側腋窩と内股の紅斑は残っていた。

3. 治療

内股や腋窩の紅斑の原因として犬アトピー性皮膚炎が疑われた。症状が局所に限られていたため，ヒドロコルチゾンスプレーを1日1回，

左右内股にそれぞれ2プッシュずつ塗布することとした。セファレキシンはさらに1週間継続した後に休薬とし，中性電解水による消毒は継続とした。

再診2回目（初診時より2カ月後）

1. 経過

まだ身体を掻いたり舐めたりしていた。

2. 検査

左側腋窩の紅斑は改善していた。内股には紅斑がまだ残っていた。

3. 治療

内股の病変に対してヒドロコルチゾンスプレーを継続して使用することとした。

再診3回目（初診時より3カ月後）

1. 経過

ヒドロコルチゾンスプレーは続けていた。腹部に痂皮が認められた。

2. 検査

(1) 身体検査

内股の紅斑に変化はなかった。腹部内側に表皮小環が認められた。

(2) 皮膚検査

腹部内側の表皮小環の押捺塗抹材料の細胞診では，変性好中球，球菌が認められた。

3. 治療

内股の病変には改善が認められず，付近に膿皮症の再発が認められたため，ヒドロコルチゾンスプレーは中止とした。膿皮症は局所的であったことから，中性電解水による消毒で治療することとした。内股の紅斑部位の痒みや炎症に対する治療として，オクラシチニブの経口投与または犬アトピー性皮膚炎対応療法食への切り替えという2つの治療法を家族に提示し，検討してもらうこととした。

再診4回目（初診時より6カ月後）

1. 経過

フードは犬アトピー性皮膚炎対応療法食に切り替えた。頸部や腋窩の付近に痂皮が増えてきた。痒みは以前ほど認められなかった。

2. 検査

体幹部に表皮小環が散在していた。

3. 治療

膿皮症の病変が多数認められたため，再度セファレキシンを17 mg/kg，経口，1日2回で処方し，中性電解水による消毒も1日2〜3回行うこととした。ゲンタマイシン軟膏の1日2回塗布も再開した。また本症例は自宅での抗菌性シャンプー剤を用いた頻回のシャンプーは行えないとのことであったため，病院内のトリミングサロンでのシャンプーの頻度を月1回から月2回に増やすことを提案した。内股の紅斑は改善していたため，療法食はそのまま継続とした。

再診5回目（初診時より7カ月後）

1. 経過

少し悪化しているようにみえるとのことであった。

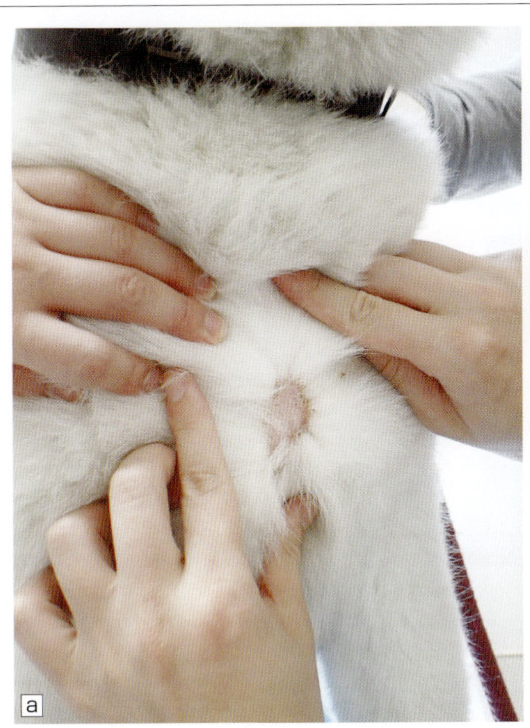

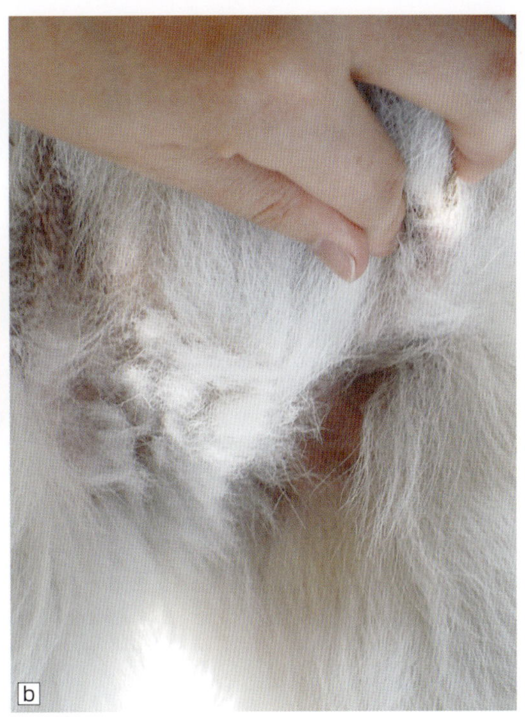

図2　初診時より7カ月後の身体検査所見
体幹部に表皮小環が複数確認された（a）。内股の紅斑は改善し，発毛が観察された（b）。

2. 検査

前回診察時の病変は治癒していたが，新たな病変が生じていた（図2）。

3. 治療

薬剤耐性ブドウ球菌による膿皮症の可能性もあると考え，セファレキシンの投薬を中止した。そして，これまで使用していた中性電解水に変えて0.5％クロルヘキシジンで1日2回消毒を行うこととした。また，脂漏症や皮膚バリア機能の改善を期待して，必須脂肪酸・エッセンシャルオイル含有の保湿剤の使用を開始した。

再診6回目（初診時より8カ月後）

1. 経過

あまり改善はみられなかった。

2. 検査

体幹部の病変の数は増加していた。

3. 治療

症状の悪化が認められたため，外用療法のみでは治療が困難だと考えた。前回の薬剤感受性検査結果に基づき，ホスホマイシンを14 mg/kg，経口，1日2回で処方した。クロルヘキシジンによる消毒と月2回のシャンプー，保湿剤の使用は継続した。

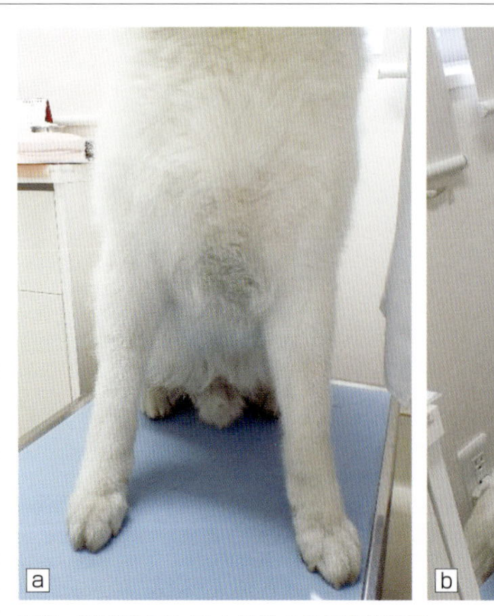

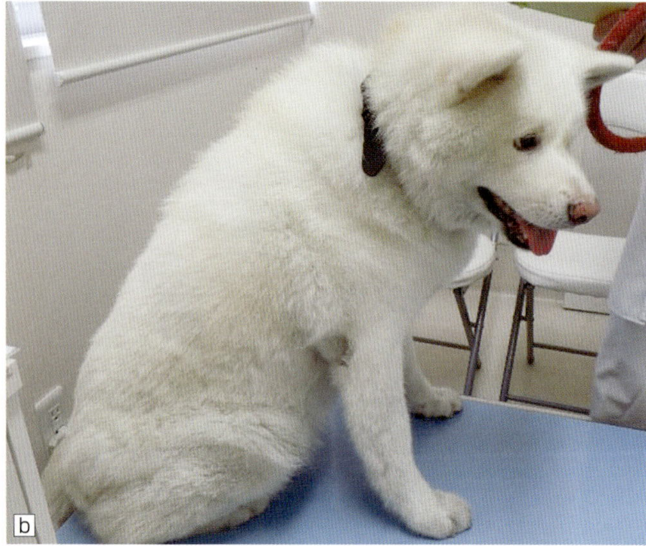

図 3　初診時より 10 カ月後の身体検査所見
表皮小環が消失し，発毛が認められた（a)。体幹部分に脱毛は認められなかった（b)。

再診 7 回目（初診時より 9 カ月後）

1. 経過

皮膚の症状は改善してきた。体調に異常はなかった。

2. 検査

膿皮症の病変は改善していたが，まだ症状が残っていた。

3. 治療

症状が残っていたため，ホスホマイシンを 21 mg/kg，1 日 2 回に増量し治療を継続した。患部の消毒と月 2 回のシャンプーも続けて行った。

再診 8 回目（初診時より 10 カ月後）

1. 経過

皮膚の症状はさらに改善した。

2. 検査

膿皮症の症状は治癒していた（図 3)。

3. 治療

膿皮症が治癒したため，ホスホマイシンの投与は中止した。月 2 回のシャンプーと 2 週間に 1 回の保湿剤の塗布，療法食の給与は継続とした。

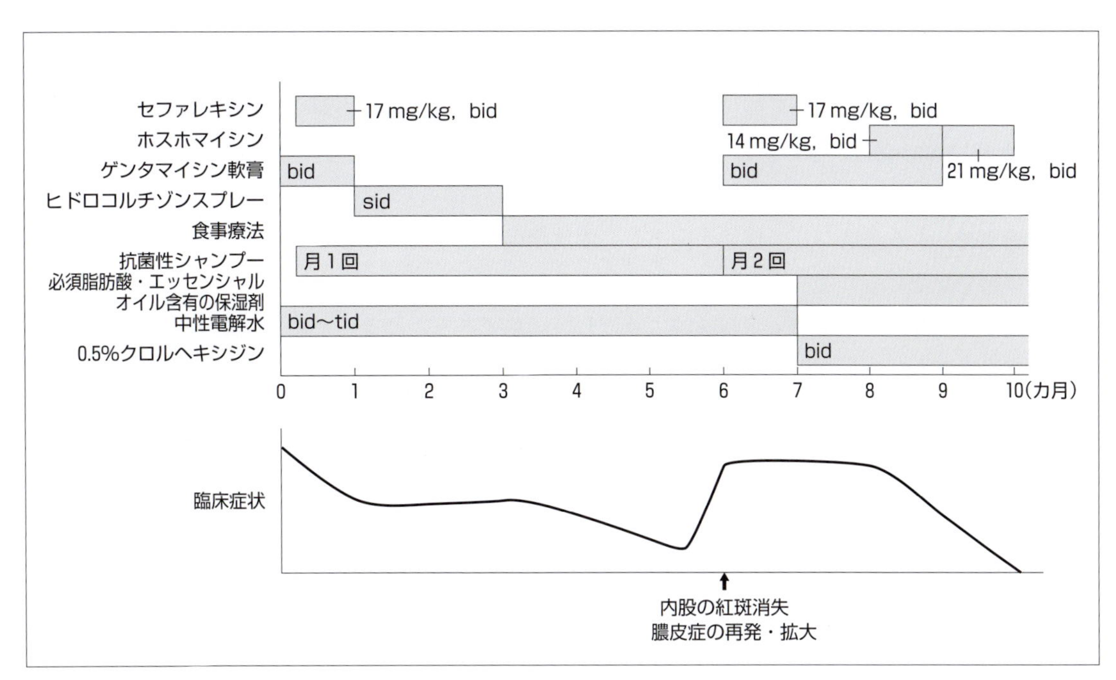

図4　主な治療と経過

tid：1日3回，bid：1日2回，sid：1日1回

治療のポイント

膿皮症の概要についてはCase 03も参照されたい。

膿皮症の治療ガイドライン[1)]では，可能であれば外用療法のみで治療し，それだけでは治療効果に乏しい場合や，患部が広範囲であるなど症状が重く，外用療法が困難である場合に抗菌薬の全身投与を行うことが推奨されている。本症例は大型犬であることや一般家庭ではなく会社内で飼育されていることから，抗菌性シャンプー剤による頻回のシャンプーが困難であったため，抗菌薬の全身投与が必要と判断した。

近年，薬剤耐性ブドウ球菌の増加が報告されているため，抗菌薬の全身投与を行う場合には細菌培養および薬剤感受性検査を行い，その結果に基づいて抗菌薬を選択することが望ましい。とくにこれまでに抗菌薬の全身投与を複数回行った履歴のある症例や，治療開始時に第一選択薬（セファレキシン，アモキシシリンクラブラン酸など）で治療したにもかかわらず治癒しなかった症例，また膿皮症が治らないという主訴で転院してきた症例に抗菌薬の全身投与を行う際には，細菌培養および薬剤感受性検査を提案したほうがよいと筆者は考えている。

本症例では，検出された細菌が治療の第一選択薬であるセファレキシンに感受性を示し，阻止円径も十分であったことから，セファレキシンの全身投与を行った。併せて外用療法も行うことで，早期に膿皮症を治癒させることができた。

一方，内股の紅斑にはヒドロコルチゾンのスプレーを行ったが，治癒に導くことが難しかった。この理由としては，スプレーがうまく行えていなかった，基剤も含めたスプレー成分による刺激が影響していたなどの可能性が考えられる。犬アトピー性皮膚炎対応療法食へ切り替えると2〜3カ月ほどで改善が認められたことから，本症例においては療法食の給与が有効であったと考えている。

栄養支持により皮膚バリア機能が向上し，膿皮症の再発予防になることを期待したが，春に膿皮症の再発が認められた。再発時には初診時に効果のあったセファレキシンの全身投与と外用抗菌療法を行ったが，治療効果が初診時より乏しい印象であった。そのため，薬剤感受性検査において感受性であり，最も阻止円径が大きかったホスホマイシンの全身投与に変更した。本来ならばできるだけ高用量での投与が望ましいが，本症例は35 kgと体重が多かったこと，消化器症状などの有害事象が生じる可能性も考えられたことから，低用量から開始した。改善が認められたものの1カ月後も症状が残ったため，薬用量を増やしたところ，速やかな改善が認められた。抗菌薬を全身投与する際には，やはり高用量で投与することが重要であると感じた。セファレキシンの投与量についても，1回投与量を25〜30 mg/kgほどで使用するべきであったということが反省点である。

ガイドラインでは，外用療法は治癒後1週間，抗菌薬の全身投与は治癒後1〜2週間継続することが推奨されている[1)]。本症例もこれに準じて治療を行った。

膿皮症の治療においては，膿皮症を生じた原因を考慮し治療することが重要である。膿皮症の発症要因としては，以下のものが挙げられる。

- 汗や皮脂の分泌過剰（脂漏性皮膚炎，多汗症）
- ニキビダニ症
- 犬アトピー性皮膚炎
- 内分泌疾患（甲状腺機能低下症，クッシング症候群）
- 脱毛症（淡色被毛脱毛症，脱毛症Xなど）
- 高温多湿な気候
- 誤ったスキンケア

本症例においては，発症要因として当初犬アトピー性皮膚炎を疑っていたが，内股の紅斑が治癒してからは犬アトピー性皮膚炎の好発部位に痒みを伴う皮膚炎がほとんど認められなくなった。初診時から全身に鱗屑がやや多く，膿皮症の発生時期が春以降という季節性が認められることから，おそらく脂漏症が発症要因であろうと考えている。そのため再発時以降，脂漏症を改善する効果が期待できる保湿剤の使用を開始し，継続して投与を行っている。

今後の課題は，膿皮症の再発をできるだけ防ぐことである。現在は脂漏症の管理や皮膚バリア機能の強化のために療法食と外用保湿剤の使用を続けている。今後は皮膚常在菌のバランス調整作用を期待できる新たな保湿剤に変更する予定である。また，膿皮症の発症しやすい春になる前から，抗菌性シャンプー剤の使用をはじめる，シャンプーの回数を増やすなどの対策が必要だと考えている。

2018年の日本獣医皮膚科学会において，組み替え型犬インターフェロンγにより犬の再発性表在性膿皮症の寛解期間が延長したと報告された[2)]。本症例にこの治療を適応するには治療費が高額となることが予想されるが，実施可能であれば検討したい。

■参考文献

1) Hiller A, Lloyd DH, Weese JS, *et al.* Guidelines for the diagnosis and antimicrobial therapy of canine superficial bacterial folliculitis (Antimicrobial Guidelines Working Group of the International Society for Companion Animal Infectious Diseases). *Vet Dermatol.* 25: 163-e43, 2014.

2) 小林真也，福永嵩之，江角真梨子ほか．組換え型犬インターフェロン-γにより寛解期間の延長が認められた犬の再発性表在性膿皮症の6例．日本獣医皮膚科学会　第21回学術大会・総会．2018.

Case 23

精巣腫瘍の影響により皮膚症状を生じた犬の症例

泉南動物病院
横井愼一

23

症例データ

品種：柴
体重：13.3 kg
性別：未去勢雄（診療中に去勢）
初診時年齢：11 歳 7 カ月
飼育環境：室内飼育，同居動物なし
食事：朝は高齢犬用食（ドライフード），牛乳，夕方は手作り食（豚肉，鶏皮，牛肉のいずれかとキャベツ，鶏の軟骨，お弁当の残り）。副食としてアキレス腱のジャーキー，コーヒーミルク

現病歴・治療経過

9 歳 8 カ月時より，頚部から背側にかけて脱毛が認められ，一時頚部より尾側のほぼ全身が脱毛した。10 歳 5 カ月時からは腹部の痒みが認められたため，他院でセファレキシン，ホスミシンなどの抗菌薬の投与と，オクラシチニブ（アポキル®錠：ゾエティス・ジャパン㈱），ヒドロコルチゾンスプレー（コルタバンス®：ビルバック・ジャパン㈱），抗真菌性シャンプー剤（セボゾール®シャンプー：共立製薬㈱）による治療が行われた。11 歳時に症状が小康状態となり一度発毛があったものの，その後はいずれの治療でも痒みの改善が認められず，再び以前と同様に脱毛が認められた。11 歳時の身体検査で左睾丸の腫大と右睾丸の萎縮，血液化学検査ではアラニンアミノ基転移酵素（ALT），アルカリホスファターゼ（ALP）の高値が認められ，サイロキシン（T_4）は正常範囲内であったことから，前医は性ホルモン失調による脱毛症と犬アトピー性皮膚炎と診断した。去勢手術を提案したが，家族は高齢を理由に受け入れなかった。

11 歳 6 カ月時に頚部脱毛部より毛包虫が検出されたため，フルララネル（ブラベクト®錠：㈱インターベット）が投与された。

初診

1. 問診

11 歳 7 カ月時に当院に転院した。食欲，元気はあった。汎発性に瘙痒と脱毛が認められ，VAS スコアは 8/10 であった。

2. 検査

(1) 身体検査

頚部～背部にかけての非炎症性脱毛と色素沈着（図 1a，b）および汎発性の被毛粗剛（図 1c）が認められた。また左右の外耳炎，腋窩と

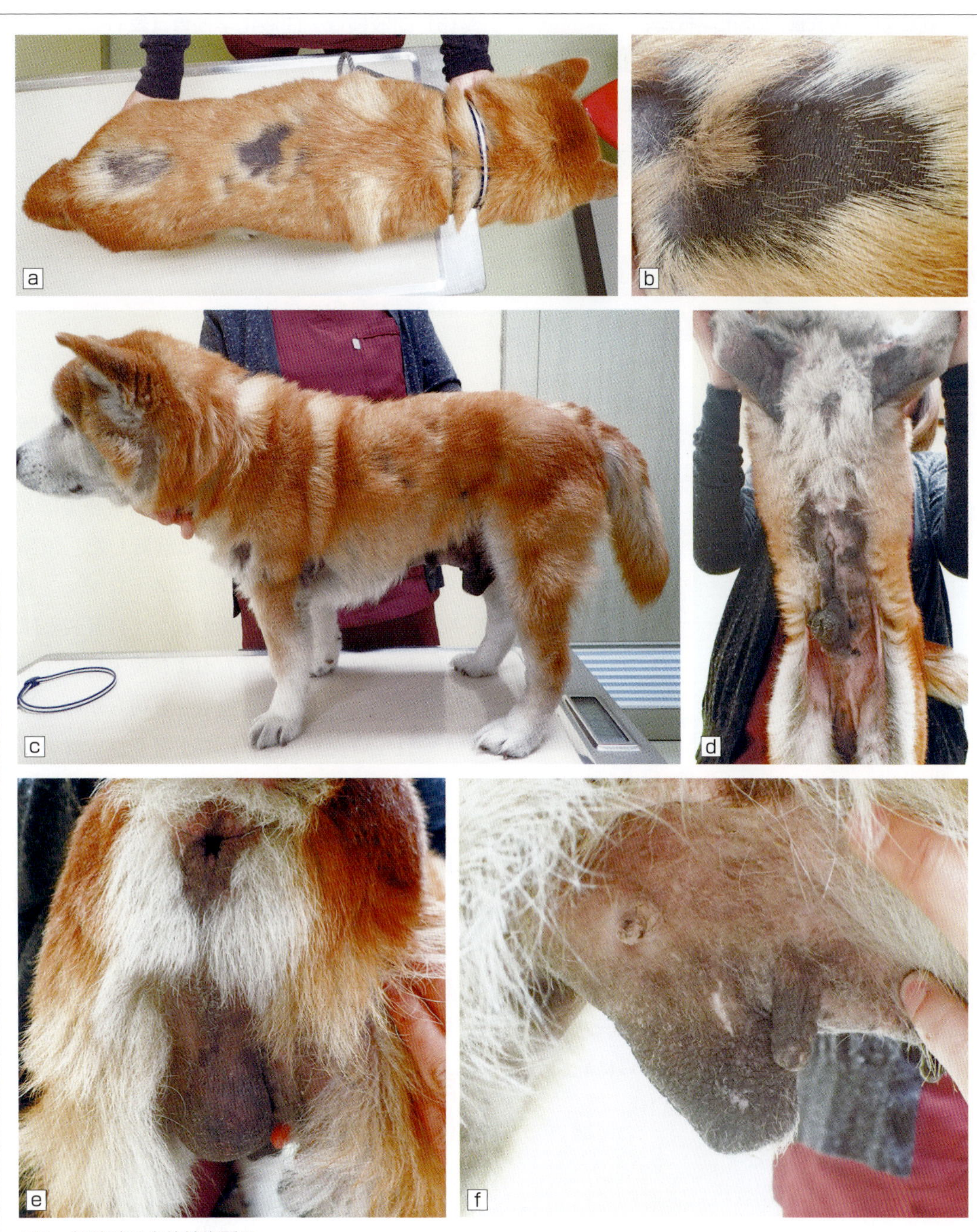

図 1　初診時の身体検査所見

頚部〜背部にかけて非炎症性脱毛と色素沈着があり（a，b），汎発性の被毛粗剛（c）が認められた。腋窩，腹部，鼠径部は脱毛，色素沈着に加え苔癬化が認められた（d）。左精巣の腫大と右精巣の萎縮（e），乳頭の腫大および包皮下垂（f）が認められた。

表1　初診時の血液検査・血液化学検査結果

項目	値	単位
WBC	17,760	/μL
Seg	14,700	/μL
Lym	1,540	/μL
Eos	350	/μL
Mono	113	/μL
RBC	5.11	$\times 10^6$/μL
Ht	31.5	%
Hb	11.3	g/dL
MCV	61.6	fL
MCHC	35.9	g/dL
PLT	4.24	$\times 10^5$/μL
BUN	11	mg/dL
Cre	0.7	mg/dL
Glu	91	mg/dL
TP	6.9	g/dL
Alb	6.9	g/dL
ALT	174	U/dL
ALP	354	U/dL
T-cho	248	mg/dL
Na	150	mmol/L
K	4.7	mmol/L
Cl	112	mmol/L
T_4	2.9	μg/dL

WBC：白血球数，Seg：分葉核球，Lym：リンパ球，Eos：好酸球，Mono：単球，RBC：赤血球数，Ht：ヘマトクリット値，Hb：ヘモグロビン，MCV：平均赤血球容積，MCHC：平均ヘモグロビン濃度，PLT：血小板，BUN：血中尿素窒素，Cre：クレアチニン，Glu：グルコース，TP：総蛋白，Alb：アルブミン，ALT：アラニンアミノ基転移酵素，ALP：アルカリホスファターゼ，T-cho：総コレステロール，Na：ナトリウム，K：カリウム，Cl：クロール，T_4：サイロキシン

鼠径部および肛門周囲は脱毛，脂漏状物質，色素沈着，苔癬化が認められた（図1d）。左精巣の腫大と右精巣の萎縮（図1e），さらに乳頭の腫大と包皮下垂が認められた（図1f）。

(2) 皮膚検査

背部の押捺塗抹材料の細胞診，スクレーピングで異常はみられなかった。被毛の鏡検では，大半の毛が休止期毛であった。

腋窩のスクレーピングで異常はみられなかった。押捺塗抹材料の細胞診では変性好中球および球菌，マラセチアが認められた。

(3) 血液検査・血液化学検査（表1）

血液検査では赤血球数（RBC）がやや低下し，血液化学検査ではALT，ALPが高値であった。T_4は正常であった。

(4) 画像検査

胸腹部X線検査，腹部超音波検査で異常は認められなかった。

3. 診断およびその根拠

左精巣の腫瘍化と右精巣の萎縮，乳頭の腫大と包皮下垂から雌性化が疑われ，さらには貧血と毛周期異常がみられたため，精巣腫瘍による「エストロジェン過剰症」と診断した。頚部から背部にかけての脱毛は，エストロジェン過剰症による毛周期停止が疑われた。外耳炎と眼周囲，腋窩，鼠径部の痒みおよび脱毛はエストロジェンによるホルモン過敏症と何らかのアレルギー性皮膚炎もしくは，アトピー性皮膚炎の合併と診断した。

4. 治療

エストロジェン過剰症を原因とする骨髄抑制は，ときに不可逆性で生命に関わる可能性があることをインフォームし，あらためて去勢手術を提案したところ，家族はそれを了承した。

再診1回目（初診時より14日後）

1. 経過

とくに変化はみられなかった。

2. 治療

精巣摘出術を実施した。両側の精巣を閉鎖法にて，総鞘膜を可能な限り鼠径輪に近い部位で切開，摘出し，左鼠径リンパ節を摘出した。術後の感染対策としてセフォベシン（コンベニ

ア®注：ゾエティス・ジャパン㈱）を投与した。両耳を洗浄後，フロルフェニコール・テルビナフィン・ベタメタゾン含有の外耳炎用点耳薬（オスルニア®：エランコジャパン㈱）を投与した。

3. 検査

精巣摘出術と同時に血中エストラジオール濃度の測定と骨髄検査を行った。血中エストラジオール濃度は1,000 pg/mL以上（正常な雄では15 pg/mL以下）であった。骨髄検査では造血領域の拡大が認められ，正～過形成を呈していた。骨髄球系は十分な数が認められた。診察時点では強い骨髄抑制を示唆する所見はなかった。術後の病理組織学検査では，左精巣は間質（ライディッヒ）細胞腫であり，病変内で壊死が起こっていることがわかった。腫瘍は精巣実質に限局し予後良好と考えられた。右精巣は萎縮していた。左鼠径リンパ節には腫瘍性病変は認められなかった。

再診2回目（初診時より21日後）

1. 経過

痒みにとくに変化はみられず，VASスコアは8/10であった。

2. 検査

細菌培養および薬剤感受性検査を実施した。

3. 治療

前回と同様に，両耳を洗浄し外耳炎用点耳薬を投与した。食物アレルギーの疑いもあったため，なるべくドッグフード以外は与えないように指示した。

表2 細菌培養および薬剤感受性検査結果

薬剤	*Staphylococcus pseudintermedius*
アモキシシリンクラブラン酸	R
オキサシリン	R
セファレキシン	R
エンロフロキサシン	R
ゲンタマイシン	R
クリンダマイシン	R
ドキシサイクリン	I
ミノサイクリン	S
クロラムフェニコール	S
ホスホマイシン	S
ST合剤	S

R：耐性，I：中間，S：感受性

再診3回目（初診時より28日後）

1. 経過

ドッグフードのみでは食べなかった。耳の痒みは改善されVASスコアは6/10となった。

2. 治療

術後の抜糸処置を行った。細菌培養および薬剤感受性検査結果（表2）に基づいて，ホスホマイシンを8 mg/kg，経口，1日2回，イトラコナゾールを8 mg/kg，経口，1日1回で処方した。外耳炎に対して，用手による耳道洗浄と外耳炎用点耳薬の投与を行った。また，院内にて薬浴を実施した。腋窩および鼠径部をクレンジングオイルで処置後，クロルヘキシジン・ミコナゾール含有の抗真菌性シャンプー剤（マラセブ®：㈱キリカン洋行）にてシャンプーし，さらにマイクロバブルで洗浄した。

再診4回目（初診時より35日後）

1. 経過

痒みはかなり改善し，VASスコアは5/10となった。

2. 治療

再診3回目と同様の治療および薬浴を実施した。

再診5回目（初診時より42日後）

1. 経過

痒みはほぼ認められなくなり，VASスコアは3/10となった。

2. 治療

耳洗浄後，両耳に点耳薬を投与した。院内で前回と同様の薬浴を実施した。ホスホマイシンを中止し，イトラコナゾールの投与は1週間継続とした。加えて，プレドニゾロンを0.8 mg/kg，経口，1日1回で1週間処方した。

再診6回目（初診時より49日後）

1. 経過

痒みはほぼ認められなかった。腋窩部に脂漏状物質が認められたが，苔癬化は改善した。

2. 検査

腋窩部の押捺塗抹材料の細胞診では，わずかにマラセチアが認められた。

3. 治療

院内で前回と同様の薬浴を実施した。

イトラコナゾール投与を1週間継続とした。プレドニゾロンは0.4 mg/kgに減量し1週間継続とした。

再診7回目（初診時より56日後）

1. 経過

痒みはほぼ認められなかった。腰背部，腋窩，鼠径部の発毛が認められた。

2. 治療

院内で前回と同様の薬浴を実施した。プレドニゾロンを0.4 mg/kg，2日に1回に減量し1週間継続とした。

再診8回目（初診時より63日後）

1. 経過

痒みはほぼ認められず，VASスコアは2/10であった。発毛はさらに改善していた。

2. 治療

院内で前回と同様の薬浴を行った。プレドニゾロンは前回と同用量で1週間継続とした。

再診9回目（初診時より70日後）

1. 経過

腋窩，鼠径部に痒みが認められ，VASスコアは5/10であった。苔癬化と色素沈着は改善傾向にあった。

2. 治療

院内で前回と同様の薬浴を行った。プレドニゾロンを0.4 mg/kg，1日1回で1週間，2日に1回で1週間処方した。

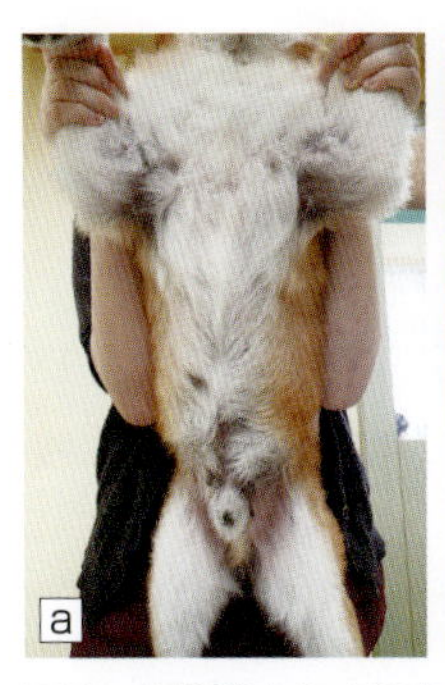

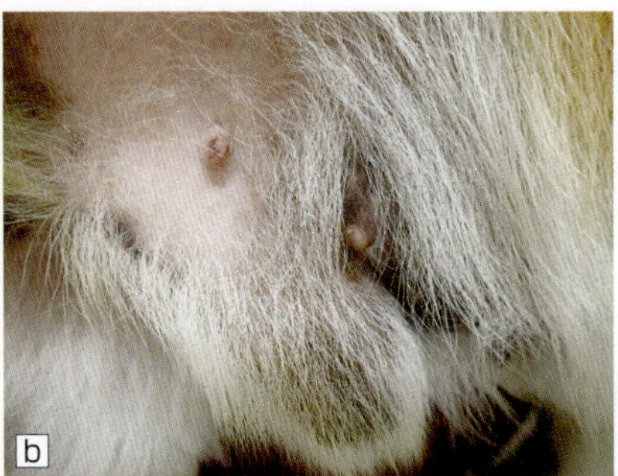

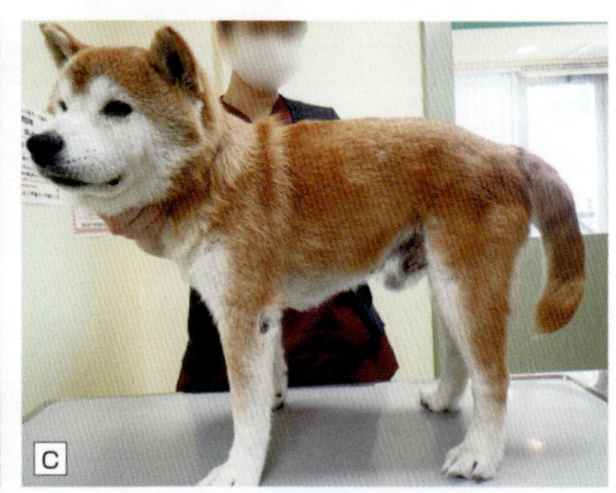

図2 初診時より112日後の身体検査所見
全身が光沢のある豊かな被毛に変化し（a），腋窩，鼠径部に発毛が認められた（b）。包皮，乳頭の雌性化も改善していた（c）。

再診10回目（初診時より84日後）

1. 経過

痒みは改善し，VASスコアは2/10となった。

2. 検査

押捺塗抹材料の細胞診で腋窩部にマラセチアが認められた。

3. 治療

院内で前回と同様の薬浴を実施した。

プレドニゾロンを0.4 mg/kg，2日に1回で2週間処方し，ヒドロコルチゾンスプレーを2日に1回，腋窩および鼠径部に塗布するよう指示した。

再診11回目（初診時より98日後）

1. 経過

痒みはほぼ認められず，VASスコアは2/10であった。

2. 治療

院内で前回と同様の薬浴を実施した。プレドニゾロンは前回と同様の用量で継続，ヒドロコルチゾンスプレーも継続とした。

再診12回目（初診時より112日後）

1. 経過

行動が活発になった。痒みは軽減し，VASスコアは1/10となった。

2. 検査

(1) 身体検査

全身が光沢のある豊かな被毛に変化し，腋窩，鼠径部の脱毛，色素沈着，苔癬化も改善した（図2）。

(2) 血液検査・血液化学検査

血液検査では貧血の改善が認められた（表3）。

3. 治療

院内で前回と同様の薬浴を実施した。プレドニゾロンを前回と同様の用量で2週間処方した。

表3　術後の血液検査・血液化学検査結果

項目	値	単位
WBC	5,480	/μL
Seg	3,760	/μL
Lym	1,100	/μL
Eos	190	/μL
Mono	390	/μL
RBC	6.38	$\times 10^6$/μL
Ht	39.2	%
Hb	22.1	g/dL
MCV	61.4	fL
MCHC	36	g/dL
PLT	1.90	$\times 10^5$/μL
BUN	9	mg/dL
Cre	1.3	mg/dL
Glu	92	mg/dL
TP	7.1	g/dL
Alb	2.8	g/dL
ALT	150	U/dL
ALP	407	U/dL
T-cho	248	mg/dL

WBC：白血球数，Seg：分葉核球，Lym：リンパ球，Eos：好酸球，Mono：単球，RBC：赤血球数，Ht：ヘマトクリット値，Hb：ヘモグロビン，MCV：平均赤血球容積，MCHC：平均ヘモグロビン濃度，PLT：血小板，BUN：血中尿素窒素，Cre：クレアチニン，Glu：グルコース，TP：総蛋白，Alb：アルブミン，ALT：アラニンアミノ基転移酵素，ALP：アルカリホスファターゼ，T-cho：総コレステロール

再診13回目（初診時より126日後）

1．経過

痒みはほぼ認められず，VASスコアは1/10となった。腋窩，鼠径部に脱毛がわずかに残るのみとなった。

2．治療

院内で前回と同様の薬浴を実施した。プレドニゾロンを前回と同様の用量で2週間処方した。

家族の希望により，以後は紹介元の病院での継続治療となった。

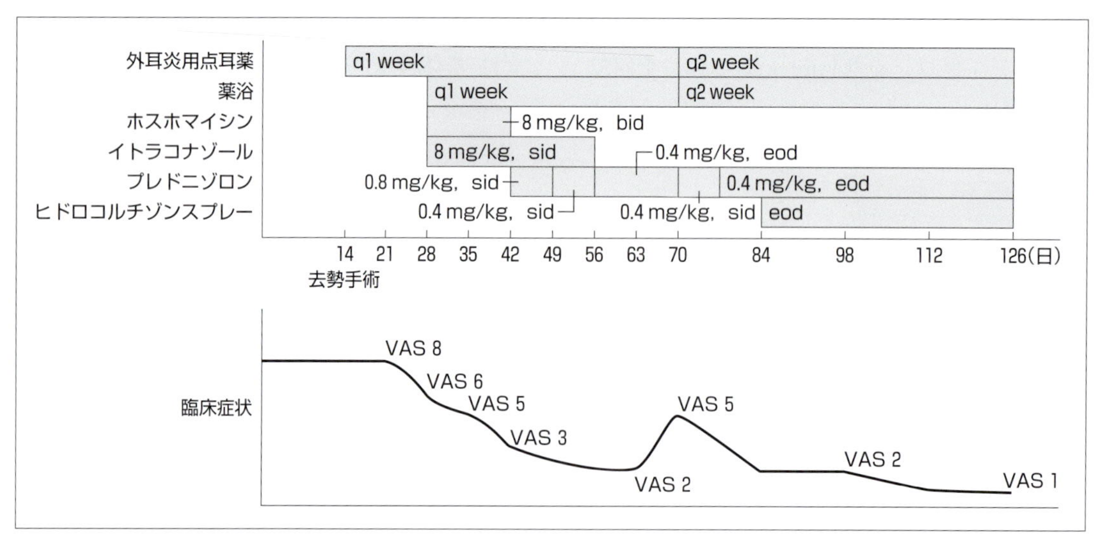

図3　主な治療と経過

bid：1日2回，sid：1日1回，eod，2日に1回，q○week：○週間おき

エストロジェン過剰症の治療のポイント

概要

エストロジェン過剰症は，主に犬のセルトリ細胞腫（精巣腫瘍のひとつ）に伴って認められる腫瘍随伴症候群である。間質細胞腫や精上皮腫でもまれ（<5%）に認められる（表4）。

犬のセルトリ細胞腫は25〜50%が機能性でエストロジェンを産生するが，雄の雌性化は腫瘍でのエストロジェン産生の増加よりも，テストステロン／エストラジオール比の減少との相関が強いと報告されている[1]。また，エストロジェンレベルの上昇が認められないにもかかわらず雌性化症候群が生じることがしばしばあり，単純にエストロジェンレベルの上昇だけが原因ではないと考えられている[1]。

臨床症状

まず腰背部のごく軽度の対称性脱毛と被毛の色の変化が認められる。さらに会陰部からはじまった脱毛が腹部，胸部，頚部へと広がる。次第に乳頭腫大，乳汁の分泌，包皮下垂，対側の精巣萎縮などの雌性化症候群が生じる。エストロジェン誘導性骨髄抑制はときに不可逆性で予後不良である。

鑑別診断

アトピー性皮膚炎，食物アレルギー，膿皮症，マラセチア性皮膚炎，毛包虫症，性ホルモン失調

診断

前述の臨床症状のほか，特徴的な脱毛パターンと，ときに痒みが認められる。血液検査で汎血球減少症を認めることもある。被毛の鏡検では大半の毛が休止期毛となっていることが認められる。潜在精巣の場合は，画像検査も診断の手助けとなる。なお，前述のようにエストロジェン誘導性骨髄抑制は不可逆性で予後不良なことも多いため，術前術後には血球減少症（好中球，血小板，赤血球）のモニタリングが必須となる。

インフォームおよび治療

本症例では初診時，睾丸腫瘍と雌性化症候群，会陰部から胸腹部，腋窩の対称性の脱毛に加え，両耳の慢性外耳炎，腋窩と鼠径部の瘙痒および色素沈着が認められた。これら一連の症状から，エストロジェン過剰症と犬アトピー性皮膚炎もしくはアレルギー性皮膚炎の併発，さらに二次感染を伴う皮膚病と診断し，治療を開始した。

去勢手術と同時に実施した骨髄検査では，貧血の原因としてエストロジェンが影響している可能性があるものの，骨髄抑制までは起こしていないとの結果が得られた。その結果のとおり，術後は貧血も改善し，腫瘍は良性で予後良好であるとインフォームすることができた。

去勢手術後，雌性化が改善すると同時に脱毛および瘙痒が速やかに改善したことから，痒み症状は二次感染だけが原因ではなく，エストロジェン過剰症によるホルモン過敏症も原因であった

可能性もある。ホルモン過敏症は犬や人においてまれにみられる瘙痒性皮膚炎で，性ホルモンに対する過敏症である。犬における病理学的機序は不明であるが，内因性のプロジェステロン，エストロジェン，テストステロンなどに対するⅠ型もしくはⅣ型過敏症であることが示唆されている[2)]。

本症例は高齢であったため，家族は手術を行わずに皮膚病だけを治して欲しいと希望したが，一連の症状から，手術を行わない限りこれ以上の皮膚病の改善が望めないこと，さらにはエストロジェン誘導性骨髄抑制により今後，命に関わる可能性があることをインフォームしたことで，手術の承諾を得ることができた。丁寧なインフォームの重要性を感じた1例であった。

表4　精巣の腫瘍とその種類

腫瘍	発生率（%）	ホルモン産生の割合とその種類	臨床所見	転移
セルトリ細胞腫	8～33	25～50% エストロジェン	雌性化徴候 汎血球減少症	<15%
間質細胞腫	33～50	まれ（<5%） エストロジェン テストステロン	肛門周囲腺過形成・腺腫の併発	まれ
精上皮腫	33～52	まれ エストロジェン	活動性の低下（転移による）	<15%

皮膚疾患は，ホルモン産生の程度と期間によって重症度が異なる。
（文献3をもとに作成）

参考文献

1）Feldman EC, Nelson RW. Disorders of the testis and epididymides. *In*: Canine and Feline Endocrinology and Reproduction, 3rd ed. Elsevier Saunders. 2004, pp961-976.

2）Miller WH Jr, Griffin CE, Campbell KL. Muller and Kirk's Small Animal Dermatology, 7th ed. Elsevier Saunders. 2012.

3）Withrow S, Vail D, Page R. Tumors of the male reproductive system. *In*: Withrow and MacEwen's Small Animal Clinical Oncology, 5th ed. Elsevier Saunders. 2012, pp557-571.

Case 24

外用療法が功を奏した猫の症例

ひまわり動物病院
河口祐一郎

症例データ

品種：チンチラ
性別：未去勢雄
初診時年齢：1歳4カ月
飼育環境：室内飼育，同居動物なし
食事：ストルバイト結石症用療法食（pH コントロール：ロイヤルカナン ジャポン㈲）
予防：外部寄生虫予防（フィプロニル製剤〔フロントライン：ベーリンガーインゲルハイム アニマルヘルス ジャパン㈱〕を毎月塗布）
ヒストリー：5カ月齢で皮膚糸状菌症を発症

初診

1. 問診

1歳4カ月時より眼周囲，頚部，肛門周囲に瘙痒と脱毛が認められた。脱毛部位にゲンタマイシン・クロトリマゾール・モメタゾン含有の点耳薬（モメタオティック®：㈱インターベット）を外用薬として塗布していたが，症状の改善はなく全身に拡大した。

2. 検査

(1) 身体検査

眼周囲，耳介辺縁に脱毛，痂皮が認められた。背部全体にモザイク状の脱毛が認められた（図1）。

(2) 皮膚検査

ウッド灯検査で陽性反応が認められ（図2），被毛の鏡検にて糸状菌要素が検出された（図3）。眼周囲の押捺塗抹材料の細胞診では，球菌，マラセチア，変性好中球が認められた。

(3) 真菌培養検査

糸状菌の同定のため，真菌培養検査を行った。

(4) 血液検査・血液化学検査

血液検査・血液化学検査を行ったところ，アスパラギン酸アミノ基転移酵素（AST）118 U/L，アラニンアミノ基転移酵素（ALT）448 U/L と肝酵素の高値が認められた。そのほかの異常は認められなかった。

3. 診断およびその根拠

ウッド灯検査および被毛の鏡検にて糸状菌要素が確認されたことから，「皮膚糸状菌症」と診断した。細胞診にて眼周囲より検出された球

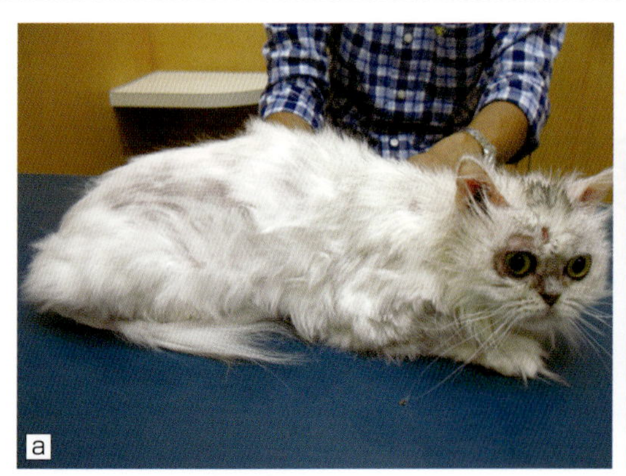

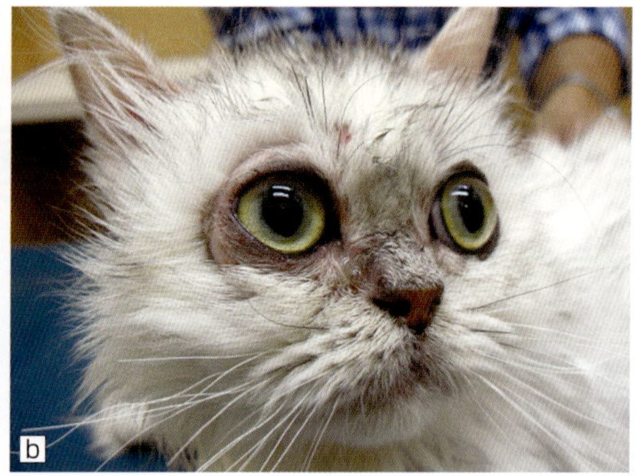

図1　初診時の身体検査所見
背部にはモザイク状の脱毛，痂皮が（a），眼周囲，耳介辺縁に掻破痕が（b）認められた。

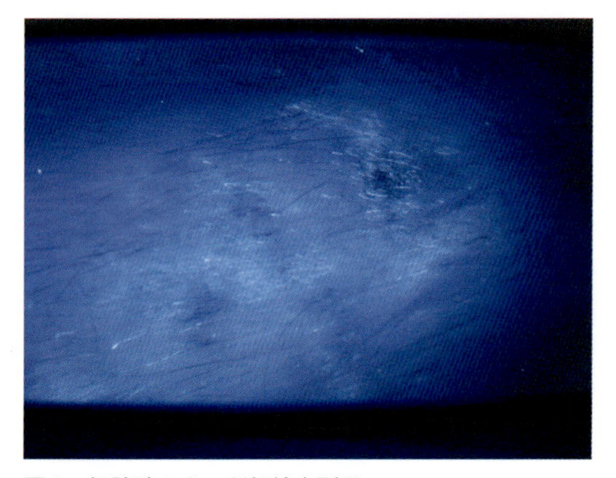

図2　初診時のウッド灯検査所見
背部にウッド灯を照射したところ，蛍光色に強く光る被毛が認められた。

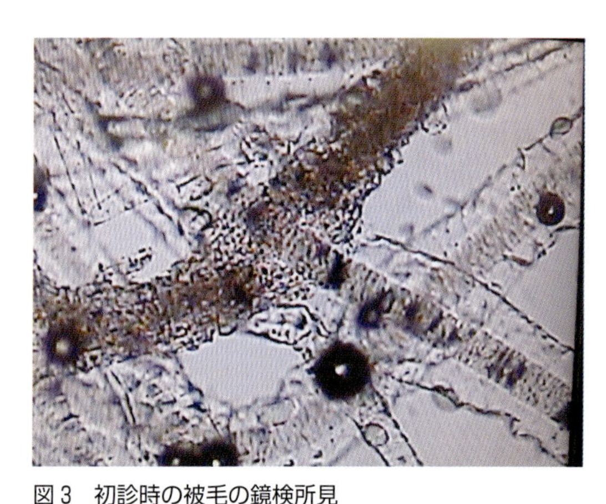

図3　初診時の被毛の鏡検所見
ウッド灯検査にて蛍光色に光っていた被毛を抜毛し鏡検したところ，被毛内に糸状菌要素が認められた。

菌やマラセチアは二次感染であると判断した。また，肝酵素が上昇していたことから，肝障害の併発を疑った。

4. 治療

全身に病変が拡大していたため，皮膚糸状菌症の治療としてイトラコナゾールを使用したいところであった。しかし，イトラコナゾールの副作用により肝障害が悪化するおそれがあったため，先に肝臓の治療を行うこととした。セファレキシンを25 mg/kg，経口，1日2回で，ウルソデオキシコール酸を10 mg/kg，経口，1日1回で処方した。本症例はシャンプーが可能と聴取したため，皮膚糸状菌症に対してはクロルヘキシジン・ミコナゾール含有の抗真菌性シャンプー剤によるシャンプーを週2回実施することとした。外用薬は中止した。

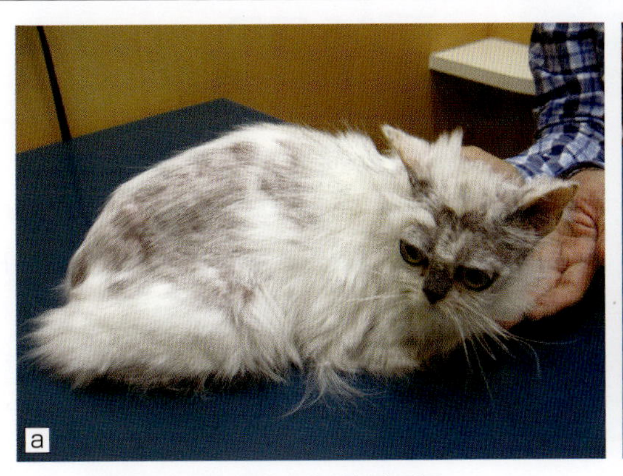

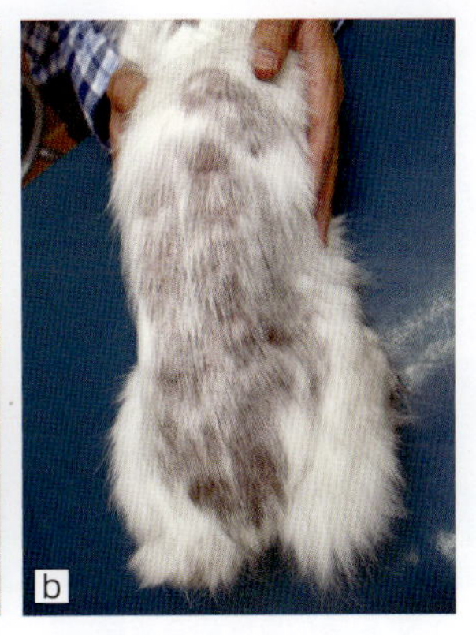

図 4　初診時より 28 日後の身体検査所見

被毛の感染を予防する目的で背部の毛刈りを行った。しかし，脱毛部位は拡大傾向にあった（a，b）。

再診 1 回目（初診時より 14 日後）

1．経過

顔面には依然として強い瘙痒が認められたが，体幹の瘙痒は軽減した。

2．検査

(1) 皮膚検査

被毛の鏡検では依然として糸状菌要素が認められた。

(2) 血液化学検査

AST は 36 U/L，ALT は 132 U/L まで低下した。

3．治療

血液化学検査において ALT の低下が認められたため，セファレキシン，ウルソデオキシコール酸に加え，イトラコナゾールを 5 mg/kg，経口，1 日 1 回で処方した。

自宅にて背部の毛刈りを行うよう指示した。

再診 2 回目（初診時より 28 日後）

1．経過

顔面は瘙痒が軽減し，発毛も認められた。一方，背部は逆に脱毛が拡大していた（図 4）。

2．検査

(1) 皮膚検査

ウッド灯検査は陽性であった。被毛の鏡検にて糸状菌要素が認められた。

(2) 血液化学検査

AST は 27 U/L，ALT は 83 U/L まで低下した。

(3) 真菌培養検査

初診時に行った真菌培養検査の結果，原因菌は *Microsporum canis* と同定された。

3．治療

セファレキシンは中止したが，症状が残っていたため，イトラコナゾールとウルソデオキシ

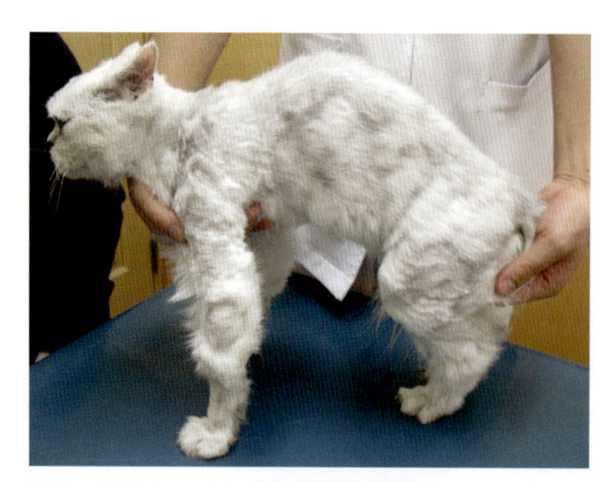

図5　初診時より56日後の身体検査所見
イトラコナゾールの投与開始より6週間後の状態。瘙痒もなく発毛してきた。

コール酸を継続とした。

再診3回目（初診時より56日後）

1. 経過

背部に発毛が認められた（図5）。

2. 検査

(1) 皮膚検査

ウッド灯検査，被毛の鏡検では被毛の先端にのみ糸状菌が認められ，毛根付近には認められなかった。

(2) 血液化学検査

AST は 17 U/L，ALT は 45 U/L であった。

3. 治療

被毛の先端のみに糸状菌が認められ，毛根付近には認められなかったため，感染部位の毛刈りを実施したうえでイトラコナゾールの経口投与を2週間継続し，治療終了とした。

再診5回目（初診時より150日後）

1. 経過

前回の治療終了後，しばらく皮膚症状は消失していたが，再度，耳介に脱毛が認められた。

2. 検査

被毛の鏡検にて糸状菌要素が認められた。

3. 診断およびその根拠

皮膚糸状菌症の再発と診断した。

4. 治療

イトラコナゾール 5 mg/kg とウルソデオキシコール酸 10 mg/kg を経口，1日1回で再開した。自宅にて全身の毛刈りと抗真菌性シャンプー剤によるシャンプーを週1回行うこととした。

再診9回目（初診時より273日後）

1. 経過

瘙痒，脱毛は消失し，発毛が認められた。

2. 検査

ウッド灯検査，被毛の鏡検にて糸状菌は認められなかった。

3. 治療

糸状菌が陰転したため，治療終了とした。

再診10回目（初診時より329日後）

1. 経過

頚部から背部に脱毛が認められた（図6）。

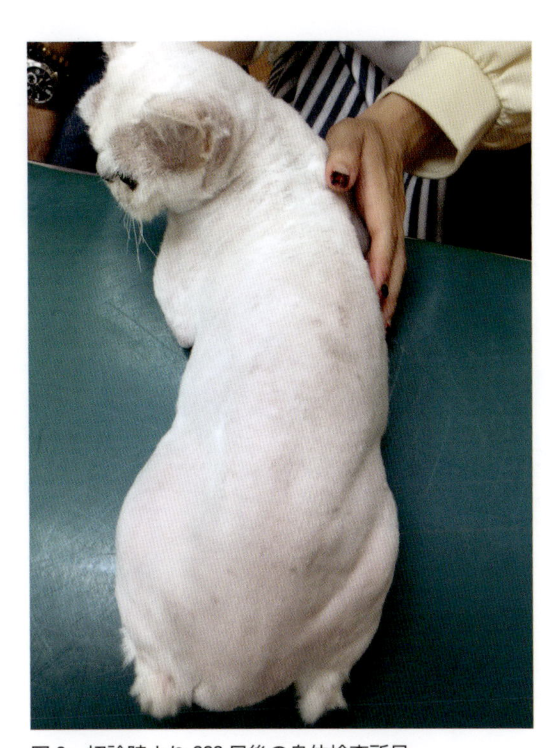

図6　初診時より329日後の身体検査所見
糸状菌が陰転し，イトラコナゾールの投与を終了してから1カ月後の状態。頚部から背部にかけて脱毛がみられた。

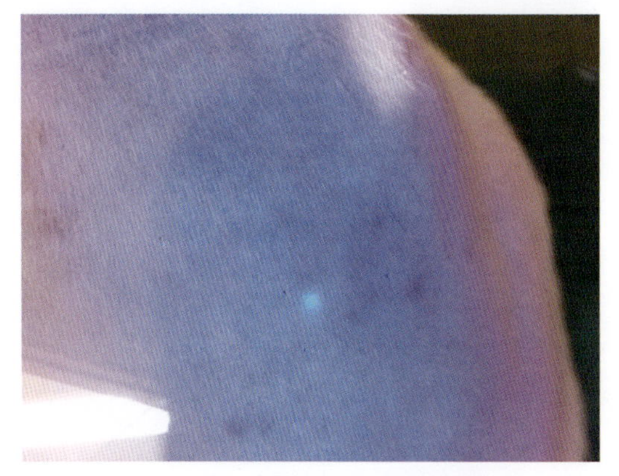

図7　初診時より329日後のウッド灯検査所見
背部にウッド灯を照射したところ，限局した部位に陽性反応が認められた。

2. 検査

(1) 皮膚検査

ウッド灯検査では脱毛部に陽性反応が認められた（図7）。被毛の鏡検にて糸状菌要素が認められた。

(2) 血液化学検査

とくに異常は認められなかった。

3. 治療

感染毛は限局していたことからイトラコナゾールは使わず，ウッド灯検査の陽性部位を毛刈りしテルビナフィンの外用薬を使用することとした。ウッド灯検査によって感染部位を特定しつつ治療を続けるため，2～4週間ごとの来院を指示した。

再診14回目（初診時より484日後）

1. 経過

瘙痒や脱毛はみられなかった。定期的な全身の毛刈りは継続しているとのことであった。

2. 検査

ウッド灯検査は陰性となった。

以降の経過

来院時にウッド灯検査を行っているが，皮膚糸状菌症の再発は認められない。

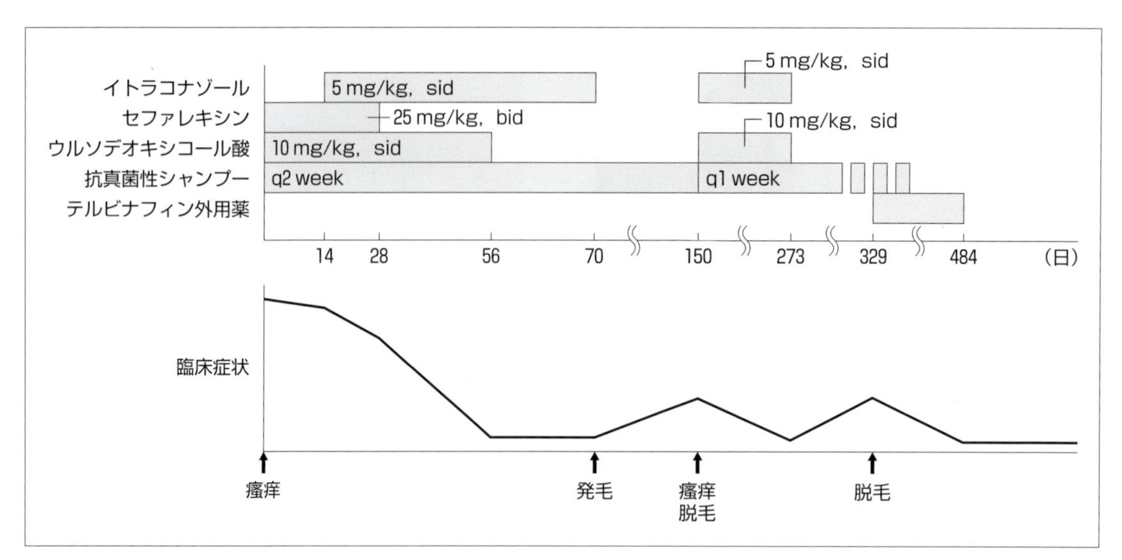

図 8　主な治療と経過

bid：1 日 2 回，sid：1 日 1 回，q ◯ week：◯週間おき

治療のポイント

皮膚糸状菌症の概要については Case 04 も参照されたい。

皮膚糸状菌症の主な原因菌は *Microsporum* 属，*Tricophyton* 属，*Epidermophyton* 属である。このうち *Microsporum canis* は，常在菌としてどの猫にも存在する可能性がある。猫はグルーミングする際に被毛に付着した胞子を舐め取ることで感染を防いでいると考えられており，胞子が舐めとられず付着したままになると，菌糸が被毛に入り込み感染が成立する。

M. canis に感染した被毛はウッド灯検査で蛍光を発するのが特徴である。

本症例では初診時に糸状菌感染が全身に拡大していたためイトラコナゾールを 5 カ月間投与したが，局所に感染が残った。そのため，費用面と副作用の懸念から，治療を全身の毛刈りと外用薬による外用療法に変更した。また，猫自身のグルーミングがうまくできていないと考えられたため，家族によるブラッシングと毛の付きにくい敷物への変更を指示した。その結果，4 カ月かかったが感染を消失させることができた。

M. canis は人にも感染するため，家族への二次感染を予防する対策も重要である。本症例の家族に対しては，毎日の入浴で必ず湯船につかるよう指示した。

皮膚糸状菌症に対する外用療法は，感染毛への接触により家族や同居動物に感染が拡大する可能性があるため，十分な注意が必要である。しかし，小まめに感染部位の特定を行い治療することができれば，効果的な治療法になりうると考えられる。本症例はウッド灯で陽性反応を示す菌種であったため，ウッド灯検査により感染部位を特定しながら進めることができたが，そのほかの菌種でも部位の特定が可能であれば実施可能であろう。とくに治療費の負担を軽減したい場合や，症例が経口薬を服用しない場合には有用であると思われた。

Case 25

グルココルチコイドの副作用が強くみられた猫の症例

ファーブル動物医療センター
堀中　修

症例データ

品種：雑種
性別：去勢雄
初診時年齢：6歳6カ月
飼育環境：室内飼育，同居動物なし
食事：一般食（市販のドライフードと缶詰）

初診

1．問診

6歳6カ月時に肛門付近を舐めていることに気づいた。患部はただれていた。近医にて抗菌薬の経口投与やグルココルチコイドの外用で治療したが改善しなかった。その後，別の病院を受診したが，やはり改善はみられなかった。3つめの病院にて病理組織学検査を実施し体幹背部，化膿性表層性皮膚炎と診断された。プレドニゾロン，シクロスポリン，抗菌薬で治療し，やや改善した時期もあったが治癒しなかったため，紹介を受け当院を受診した。症例は食欲不振を呈し（採食量は通常の4割），体重が減ってきていた。

2．検査

(1) 身体検査

聴診にてギャロップ音が認められた。体幹背側に重度の鱗屑，鼻梁に痂皮，耳介両側に痂皮を伴うびらんが認められた。両側腋窩，腹部にも痂皮を伴うびらんが認められた（図1）。四肢の肉球に軽度の角化亢進が生じていた。爪周囲はほぼ正常で，口腔粘膜の異常は認められなかった。体重は4.7 kgであった。

(2) 皮膚検査

耳介内側，頚部背側，腋窩，腹部痂皮下のびらんの押捺塗抹材料の細胞診にて好中球，球菌，棘融解細胞が認められた（図2）。好中球は変性していないものが変性したものより多く，球菌の貪食像も認められた。スクレーピングではとくに異常は認められなかった。

(3) 血液検査・血液化学検査

軽度の貧血（ヘマトクリット値〔Ht〕25%）が認められた。

(4) 皮膚生検

あらためて病理組織学検査を行うため，6 mmの生検トレパンにて皮膚生検を行った。

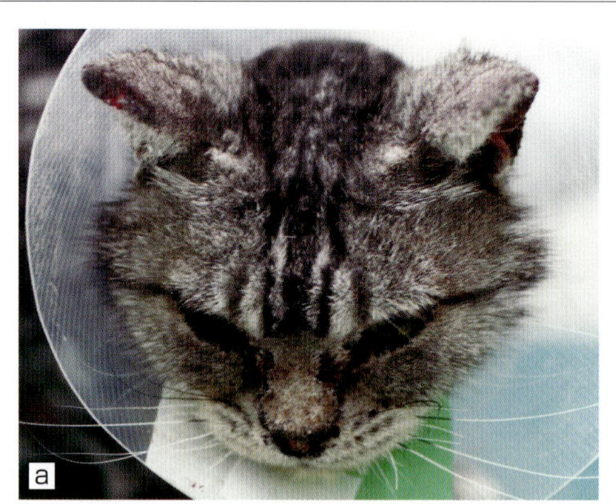
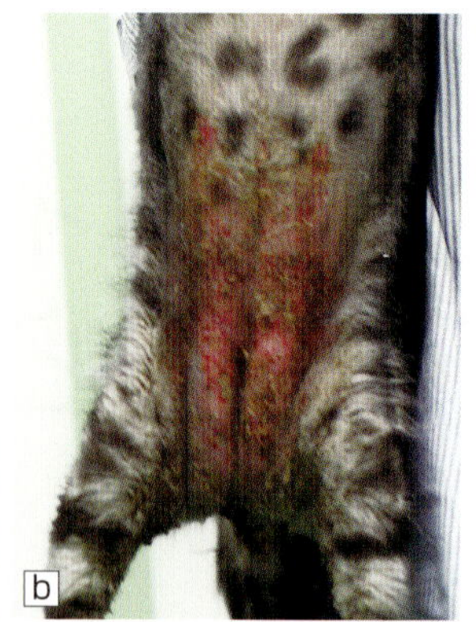
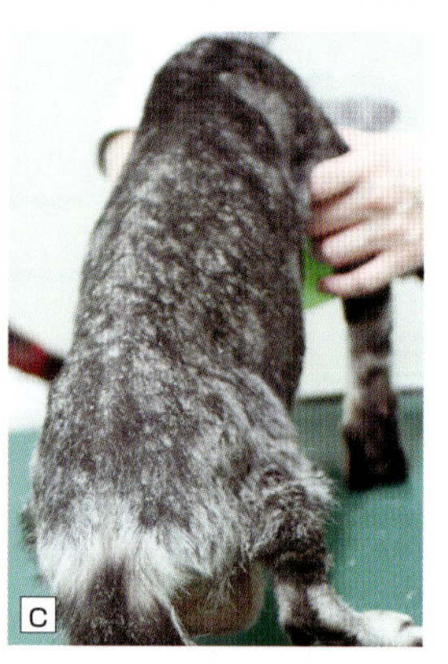

図１　初診時の身体検査所見
鼻梁に痂皮，耳介および腹部に痂皮を伴うびらんが認められた（a，b）。体幹背側に重度の鱗屑が認められた（c）。

3. 診断およびその根拠

身体検査所見に加え，前医での病理組織学検査で表層性化膿性皮膚炎と診断されていたこと，また細胞診において棘融解細胞が認められたことから，落葉状天疱瘡が強く疑われた。

4. 治療

落葉状天疱瘡が疑われるため，病理組織学検査の結果を待つ間，プレドニゾロン 2 mg/kg とエンロフロキサシン 5 mg/kg を経口，1 日 1 回で処方した。ギャロップ音が継続的に認められる場合は別途精査が必要かもしれないと伝えた。

再診 1 回目（初診時より 14 日後）

1. 経過

病状の悪化が認められた。症例が嫌がるため，薬は半分しか飲めていないかもしれないとのことであった。食欲は改善した。

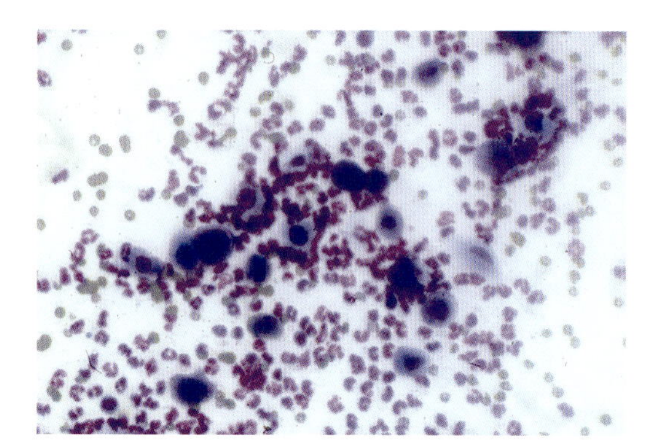

図２　初診時の押捺塗抹材料の細胞診所見
好中球，球菌，棘融解細胞が認められた。

2. 検査

(1) 身体検査

前回より少し悪化した。

(2) 病理組織学検査

表層に付着した厚い痂皮には棘融解細胞が認められた。痂皮下にはびらん，角質下膿疱が認められ，膿疱内には変性の少ない顆粒白血球が充満し，多くの棘融解細胞も含んでいた。これらの所見から化膿性表層性皮膚炎と診断された。毛包内寄生虫は認められず，PAS 染色において糸状菌要素は認められなかった。グラム染色陽性の細菌塊は認められなかった。

3. 診断およびその根拠

病理組織学検査の結果も併せ，「落葉状天疱瘡」と診断した。

4. 治療

プレドニゾロン 2 mg/kg の投与では症状が改善しなかったため，4 mg/kg に増量した。また，経口投与が困難とのことであったため自宅で皮下投与を行うこととした。プレドニゾロンの増量に伴い，多食，多飲，糖尿病など副作用が現れる可能性があることを伝えた。ギャロップ音があることから，循環器，心臓に起因する異常（胸水貯留，肺水腫など）が副作用として現れる可能性も伝えた。

再診 2 回目（初診時より 19 日後）

1. 経過

腹部が張ってきたとのことであった。

2. 検査

(1) 身体検査

やや腹囲膨満が認められた。皮膚症状は少し改善していた。体重は 4.8 kg であった。

(2) 血液検査・血液化学検査

血液検査では再生像を伴う貧血（Ht18.6%）が認められた。血液化学検査では肝酵素の上昇（アラニンアミノ基転移酵素〔ALT〕>1,000 U/L，アスパラギン酸アミノ基転移酵素〔AST〕>558 U/L）が認められた。そのほかにはとくに異常は認められなかった。

(3) ウイルス検査

猫免疫不全ウイルス，猫白血病ウイルスともに陰性であった。

(4) 画像検査

超音波検査，X 線検査にて右心肥大，腹水貯留が認められた。

(5) 腹水検査

腹水は漿液と思われた。

3. 治療

腹水貯留，肝酵素の上昇および貧血（消化管出血による？）はプレドニゾロンの副作用と思われた。皮膚症状に少し改善がみられたため，副作用の軽減のためプレドニゾロンを 1 mg/kg に減量することとした。

再診 3 回目（初診時より 26 日後）

1. 経過

左後肢の跛行，下痢が認められた。皮膚の状態は前回と変わっていなかった。

2. 検査

(1) 身体検査

体重は 4.2 kg に減少していた。

(2) 血液検査・血液化学検査

Ht27 % と貧血は改善傾向にあった。ALT226 U/L，AST44 U/L と肝酵素も低下していた。

(3) 画像検査

腹水は消失していた。跛行のみられた左後肢は X 線検査にてとくに異常が認められなかった。

3. 診断およびその根拠

下痢は前回疑われた消化管障害によるものの可能性があった。後肢の跛行の原因は不明であった。

4. 治療

下痢に対しては消化器疾患用療法食（i/d™：日本ヒルズ・コルゲート㈱）にて食事療法を行い，次回診察時に糞便検査を行うこととした。跛行についてはX線検査で異常が認められなかったため，経過を観察することとした。プレドニゾロンは皮膚の状態に合わせ1 mg/kgを1日1回～2日に1回経口投与，または皮下投与することとした。

再診7回目（初診時より75日後）

1. 経過

下痢は改善し，食欲があり体重もやや増加した。皮膚症状も良好であった。

2. 検査

体重は5.1 kgであった。血液化学検査にて高血糖（グルコース〔Glu〕530 mg/dL）が認められた。

3. 診断およびその根拠

プレドニゾロンの副作用により，糖尿病が発症したと考えられた。

4. 治療

血糖コントロールのため，プロタミン亜鉛インスリン（PZI）製剤（プロジンク®：ベーリンガーインゲルハイム アニマルヘルス ジャパン㈱）を1 U/head，1日2回皮下投与することとした。プレドニゾロンは1 mg/kg，2日に1回に減量し，代わりにシクロスポリンを7 mg/kg，経口，1日1回で処方した。また，フードを消化器疾患用療法食から体重管理用療法食（w/d™：日本ヒルズ・コルゲート㈱）に変更した。

再診9回目（初診時より90日後）

1. 経過

診察の10日前よりプレドニゾロンを1 mg/kg，3日に1回に減量していたが，頚部腹側の痂皮以外に皮膚病変は認められなかった。

2. 検査

Gluは316 mg/dL，血中インスリン濃度は1.61 ng/mL，糖化アルブミン値は24.9 %であった。

3. 治療

血糖は良好にコントロールできていたため，PZI製剤は1 U/head，1日2回で継続とした。皮膚症状も安定していたためプレドニゾロンは減量し，皮膚症状に合わせて1 mg/kgを3～4日に1回投与することとした。シクロスポリンは前回と同様で継続とした。

再診13回目（初診時より158日後）

1. 経過

皮膚症状がやや悪化してきた。

2. 検査

身体検査にて腹部・背部の紅斑，鱗屑，痂皮が認められた（図3）。

3. 診断およびその根拠

プレドニゾロンの減量により天疱瘡の症状が悪化した可能性が考えられた。

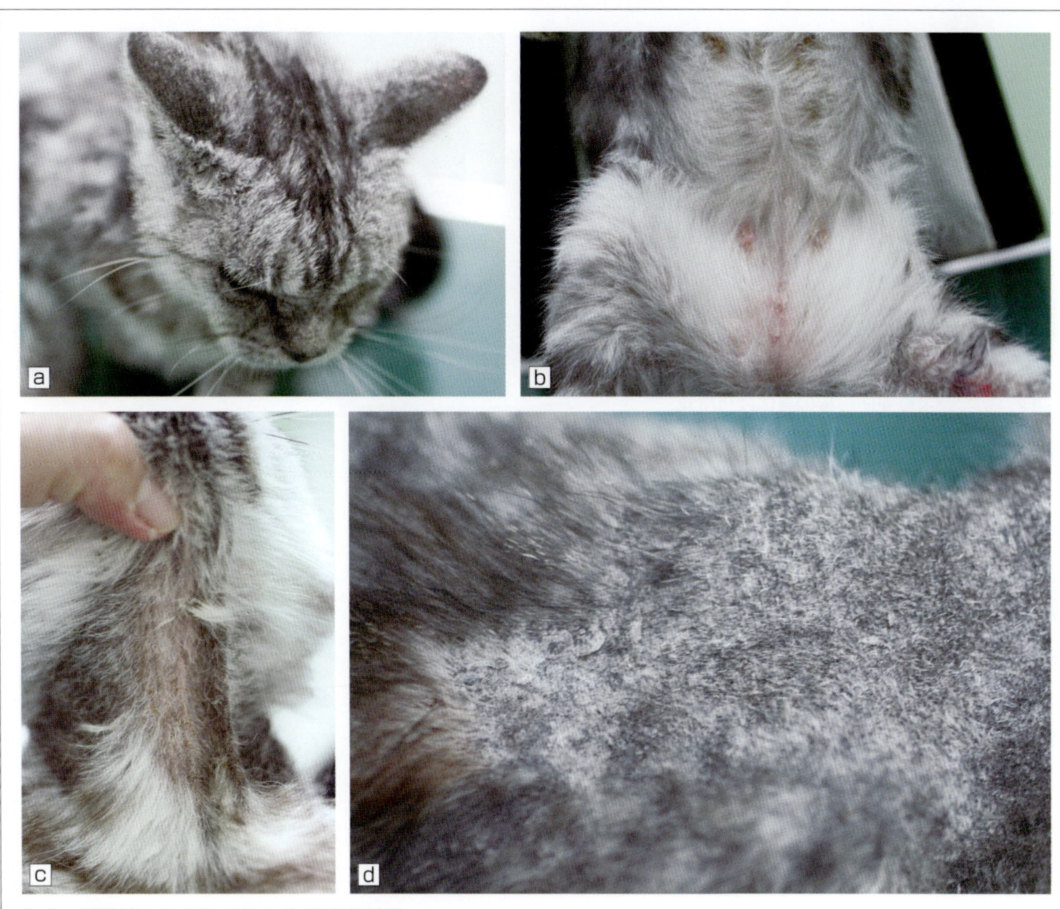

図 3　初診時より 158 日後の身体検査所見
頚部，腹部，背部に紅斑，鱗屑，痂皮が認められた（b～c）。

4. 治療

糖尿病を併発していることからプレドニゾロンの増量は困難と考え，痂皮や鱗屑の除去，患部の消毒のため，シャンプー療法（ユニバーサルメディケートシャンプー〔共立製薬㈱〕を使用）を試みることにした。

以降の経過

シャンプーは抵抗なく実施でき，痂皮，鱗屑がかなり改善した（図 4）。執筆時点（初診より 560 日後）まで，落葉状天疱瘡に対してプレドニゾロン，シクロスポリンは投与せず，2 週間に 1 回のシャンプーのみで維持している。糖尿病に対しては PZI 製剤 5 U/head を 1 日 2 回投与し経過観察中である。初診時に認められたギャロップ音は執筆時点では認められなかった。

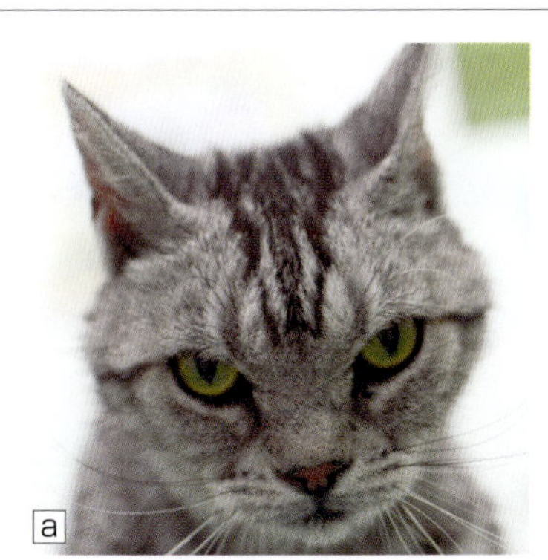

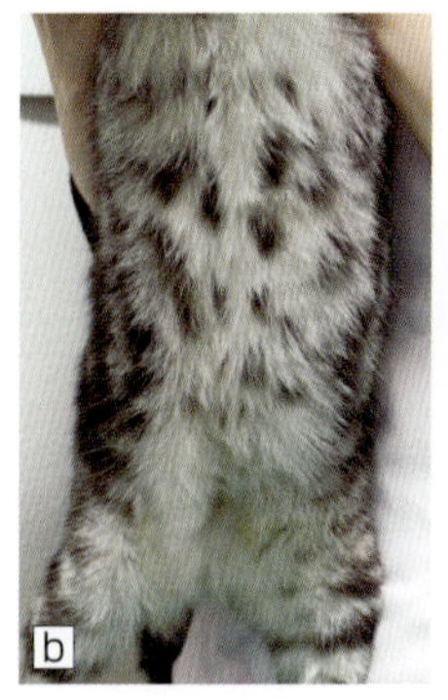

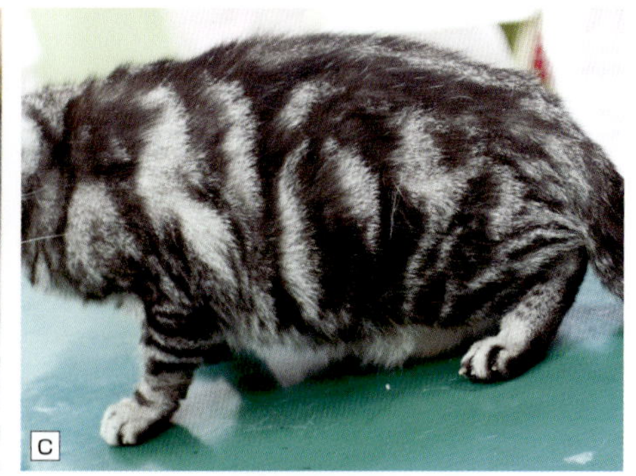

図 4　初診時より 487 日後の身体検査所見

シャンプー療法により痂皮，鱗屑はかなり改善した（a～c）。

治療のポイント

落葉状天疱瘡の概要については Case 07 も参照されたい。

落葉状天疱瘡は犬や猫の免疫介在性疾患のなかで最も多く認められる疾患である。通常は皮膚のみに病変が形成される。痒みの程度はさまざまである。予後は良好であることが多いが，寛解状態を維持するには，多くの場合，生涯にわたる治療が必要となる。

確定診断には病理組織学検査が必要である。本症例では前医にて病理組織学検査を実施していたが，それでも確定診断に時間を要したのは，生検部位などの違いもあったのかもしれない。

落葉状天疱瘡をはじめとする免疫介在性疾患ではグルココルチコイドが治療の中心となることが多い。しかし，グルココルチコイドは投与によってさまざまな副作用が現れ，対処が必要となることがある。その点をあらかじめ家族にインフォームし，異常があればすぐに連絡，または来院するよう伝えておくとよい。本症例においても，糖尿病をはじめ循環器の異常など，副作用と思われる複数の症状が発現した。医原性の糖尿病が発現した場合はすぐにインスリンによる治療を開始し，グルココルチコイドを減量できれば理想的であるが，難しい場合もある。本症例でもグルココルチコイドの減量によると思われる天疱瘡症状の再燃が認められた。そのような場合は，シクロスポリンなどほかの免疫抑制薬の使用や，シャンプー療法などのスキンケアを併用しつつグルココルチコイドの減量を図るとよい。

Case 26

血清アミロイドAにより治療効果の評価を試みた猫の症例

アステール動物病院
松尾英治

症例データ

品種：雑種
性別：未去勢雄
初診時年齢：5カ月齢
飼育環境：室内飼育，同居動物あり
食事：一般食（市販のドライフード）
予防：3種混合ワクチン

初診

1. 問診

3種混合ワクチンの接種を受けた2日後より顔が赤く腫れてきた。痒みは軽度であった。

2. 検査

(1) 身体検査

頭部を中心にまだら状に紅斑，膨疹が認められた（図1）。一部に点状出血，痂皮が認められた。体温は39.2℃であった。

(2) 皮膚検査

著変は認められなかった。

3. 診断およびその根拠

身体検査結果から「蕁麻疹」と診断した。ワクチン接種後ということで，ワクチン関連性のものと考えられたが，そのほかの薬剤や食事，虫の刺傷による影響も否定できなかった。

4. 治療

アレルギー様症状の可能性があり，ワクチンの関与が疑われることを家族に伝えた。痒みが少なく，症状も軽度だったため，抗ヒスタミン薬としてジフェンヒドラミンを2 mg/kg，経口，1日2回で処方した。

再診1回目（初診時より3日後）

1. 経過

薬を与えるのがなかなか難しかったとのことであった。状態の変化はあまりなかった。

2. 検査

身体検査にて頭部の腫脹と紅斑の悪化が認められた。

3. 治療

経過がよくないため，プレドニゾロンを院内で1 mg/kg皮下投与し，自宅にて同用量を1

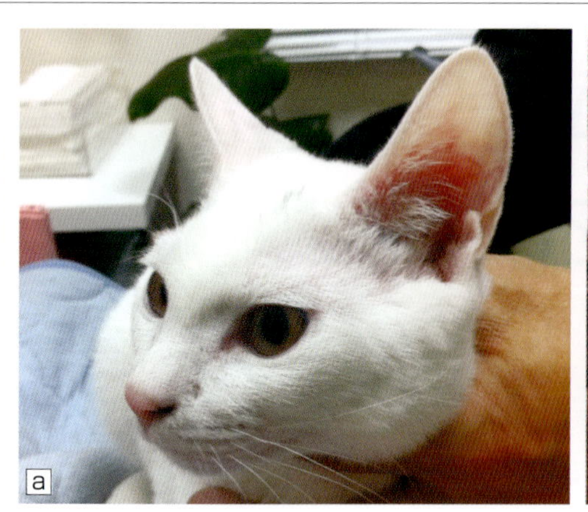
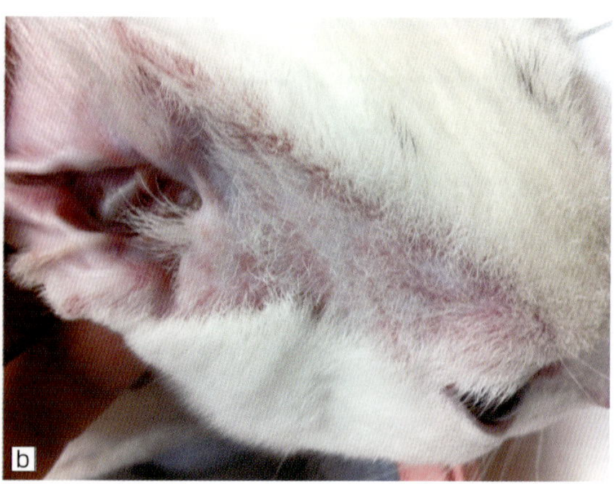

図１　初診時の身体検査所見
頭部を中心に紅斑を伴う膨疹がみられた（a，b）。

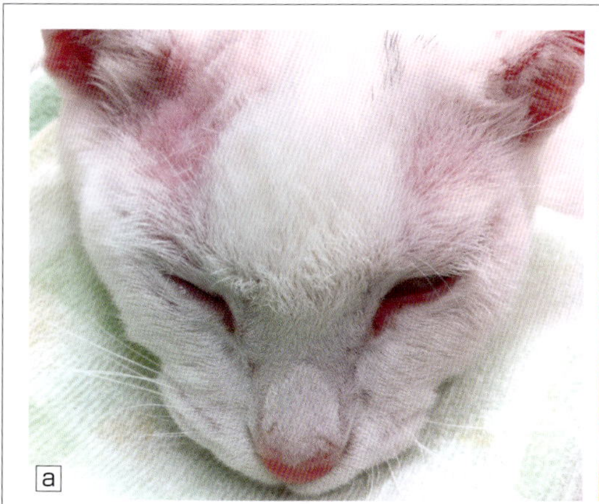
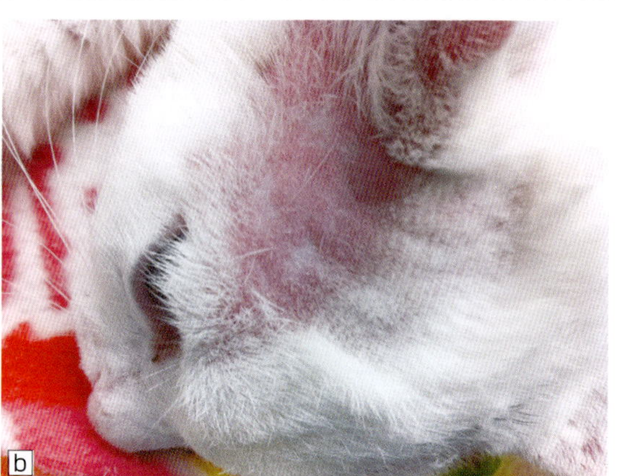

図２　初診時より４日後の身体検査所見
毛が薄い耳介が目立った。頭部の紅斑は変わらなかった（a，b）。

日１回経口投与することとした。あまり変化がなければプレドニゾロンの増量，皮膚生検，除去食試験などを検討することとした。

再診２回目（初診時より４日後）

1．経過

状態は変わらなかったが家族は検査を希望した。

2．検査

(1) 身体検査

前回と比べ変化はみられなかった（図２）。

(2) 血液検査・血液化学検査

血清アミロイドＡ（SAA）が 151.51 μg/mL（基準値<2.5 μg/dL）と高値を示した。それ以外はすべて正常であった。

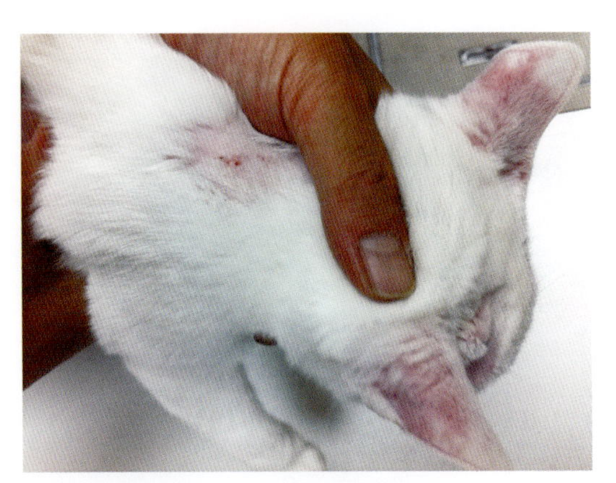

図3　初診時より19日後の身体検査所見
紅斑および腫脹が軽度に改善した。

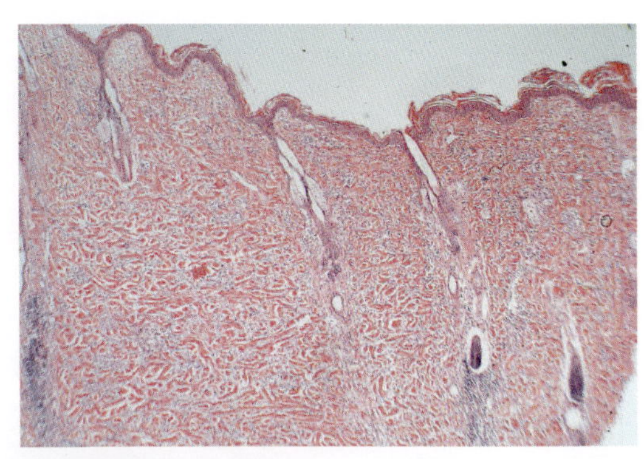

図4　病理組織学検査所見
深層性皮膚炎と診断された。表皮はほぼ正常で真皮領域に血管周囲性，びまん性，一部毛包周囲性に中程度の炎症細胞浸潤が認められ，それらは好酸球・リンパ球・肥満細胞で構成されていた。明らかな感染源は認められなかった。

(3) 皮膚生検

鎮静下にて，病変部のパンチ生検を実施した。

3. 治療

プレドニゾロンの経口投与を継続とした。

再診3回目（初診時より19日後）

1. 経過

紅斑と腫脹に改善がみられた。

2. 検査

(1) 身体検査

紅斑は若干，腫脹は中程度に改善がみられた（図3）。

(2) 病理組織学検査

表皮はほぼ正常で，真皮領域に血管周囲性，びまん性，一部毛包周囲性の中程度の炎症細胞浸潤が認められ，深層性皮膚炎と診断された。炎症細胞は好酸球，リンパ球，肥満細胞で構成されていた。明らかな感染源は認められなかった（図4）。

3. 治療

担当医不在であったため詳しい病理組織学検査結果を伝えず，プレドニゾロンを継続することとした。家族には5日後の再診を勧めた。

再診4回目（初診時より52日後）

1. 経過

家族が忙しく来院できなかったが，薬が不足し投薬が中止されても症状は変わらなかった。家族は去勢手術を希望した。

2. 検査

(1) 身体検査

前回と比べてあまり変化がなく，耳介，頭部にまだら状に紅斑，浮腫が認められた（図5）。

(2) 血液検査・血液化学検査

SAAは0.64 μg/mLであった。

3. 診断およびその根拠

SAAは下がったものの皮疹が変わらない理由として，投薬が中止されていたこと，現環境

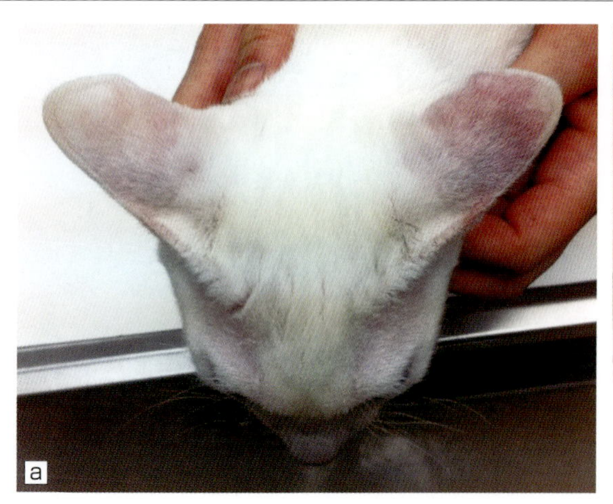
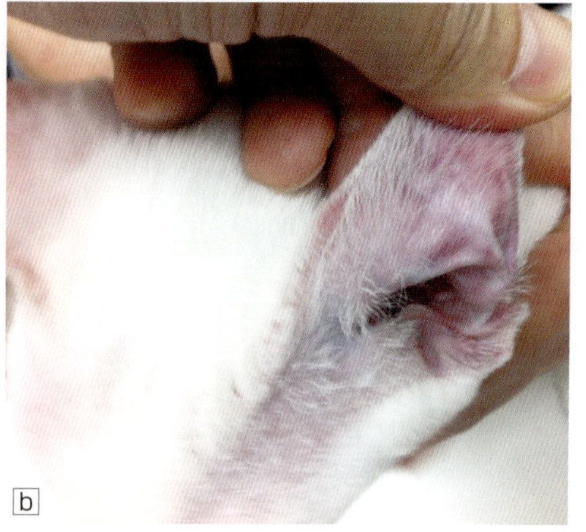

図5　初診時より52日後の身体検査所見
初診時と同様，頭部を中心にまだら状に紅斑を伴う膨疹がみられた（a，b）。

に原因がある可能性を考慮した。

4. 治療

プレドニゾロンの増量を提案したが，投薬が面倒なこと，痒みもなく困っていないことから家族は希望しなかった。環境要因の検討として食事の変更から試してもよいかと思われたが，こちらも家族は希望しなかったため実施しなかった。家族の希望により，1カ月後の去勢手術まで無治療で様子をみることとした。

再診5回目（初診時より87日後）

1. 経過

皮疹は徐々に改善した。

2. 検査

(1) 身体検査

皮疹は消失し，まったく正常であった。

(2) 血液検査・血液化学検査

SAAは0.16 μg/mLであった。そのほか異常は認められなかった。

3. 診断およびその根拠

結局食事も変更せず，時間の経過で自然寛解した可能性が考えられた。これまでの経過から，原因はやはりワクチンの影響が疑われた。

4. 治療

去勢手術を実施した。今後のワクチン接種は慎重に検討するよう家族に伝えた。

再診6回目（初診時より168日後）

1. 経過

症状が再発した。2日前より両耳を掻いて脱毛しており，皮膚が赤くなっていた。

2. 検査

(1) 身体検査

耳介，頭部に紅斑，熱感，腫脹が認められた。体温は40.2℃であった。

(2) 血液検査・血液化学検査

SAA が 190.52 μg/mL と再び高値を示した。

3. 診断およびその根拠

なにかしらの抗原が関与していると思われたが，薬物投与などの心当たりがなく，原因不明であった。

4. 治療

食事療法を強く家族に勧めた。プレドニゾロンを 1.5 mg/kg，経口，1 日 1 回で 1 週間処方した。

再診 7 回目（初診時より 184 日後）

1. 経過

痒みは減少した。家族が忙しく再診にくることができず，薬が切れてしまった。

2. 検査

身体検査にて熱感は消失し，紅斑，腫脹も 7〜8 割減少した。

3. 治療

プレドニゾロンを 1.5 mg/kg，経口，1 日 1 回で 2 週間処方した。

以降の経過

耳介の痒みにより 1 度受診があったが，明確な皮膚症状は 1 年間は再発しなかった。食事療法，プレドニゾロンなどの投薬は実施していない。

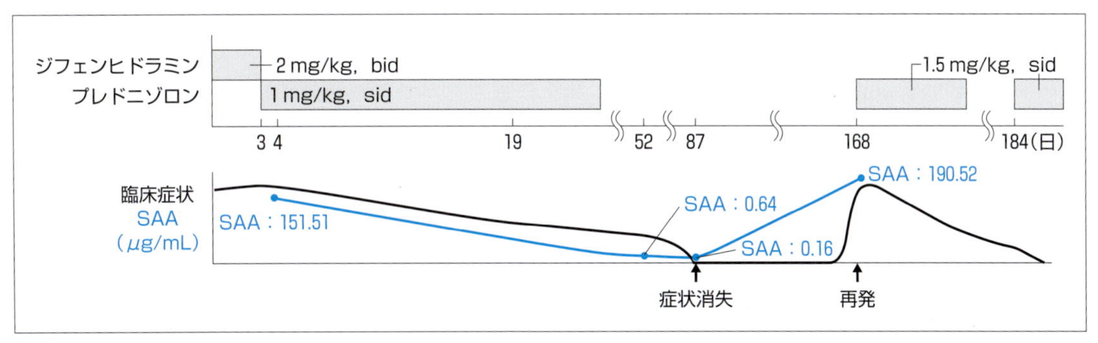

図 6　主な治療と経過

bid：1 日 2 回，sid：1 日 1 回，SAA：血清アミロイド A

蕁麻疹の治療のポイント

概要

蕁麻疹は犬ではめずらしく，猫では非常にまれな皮膚疾患である。免疫学的な要因と非免疫学的な要因があり，薬剤，食事，植物，輸血のほか，熱，寒冷，日光や運動など物理的な刺激でも起こりうる。

臨床症状

基本的には痒みがあり，限局性の紅斑と膨疹を特徴とする。通常数時間で消失することが多い。

鑑別診断

昆虫による刺傷，薬疹，食物アレルギー，非ノミ非食事性アレルギー性皮膚炎，好酸球性皮膚症，皮膚糸状菌症

インフォームおよび治療

本症例は当初ワクチンアレルギーを強く疑っていたため，プレドニゾロンを 2 mg/kg 以上で投与することも検討していた。しかし，治療への反応が悪かったこと，家族が希望したことから皮膚生検をするに至った。プレドニゾロンの高用量投与によって，皮膚生検を行わず，安価かつ動物にも負担なく治癒させられた可能性もあったが，診断をあいまいにすることで対応が後手に回ることは少なくない。本症例は初発の経過がやや長く，また再発したため，生検により早期に鑑別疾患を限定し次の手を考えやすくしていたことが有効だったと捉えている。

本症例ではたびたび投薬が途切れており，家族のコンプライアンスの維持が難点であった。家族の予定を聞き，再診日を指定して伝えることやその日程を記載した書類を渡すこと，病変部の写真を撮影し前回と比較することで治療効果を体感してもらうことがコンプライアンスを良好にするための基本的な“コツ”ではあるが，実際には臨床の現場ではなかなかうまくいかないことも多いと思われる。本症例でも，家族が多忙であったためなかなかこちらの希望どおりに治療を進めていくことができなかった。しかし，家族とのコミュニケーションを十分に行うことにより，遅れてでも再診には必ずきてくれて，信頼を得ることができた。

今回測定した血清アミロイド A（SAA）は急性相蛋白の一種で，猫の炎症マーカーとして近年用いられている。しかし，皮膚科領域で SAA を評価した具体的な報告は，筆者が知る限りない。個人的な見解として，炎症マーカーとしては犬の C 反応性蛋白（CRP）と比べると早期に上がり急速に下がる印象があり，健常な場合ならびに軽度の疾患の場合ほとんどが 0 μg/dL である。今回の症例では症状が顕著な場合には高値を示し，皮疹がありながらも落ち着いたときには正常範囲の＜2.5 μg/dL まで下がったが，0 μg/dL にはならなかった。これは病態が完全には終息していなかったということを表していたのかもしれない。皮膚科という分野は視診が重要であることは間違いないが，人のアトピー性皮膚炎の重症度を評価するために用いられる thymus and activation-regulated chemokine（TARC）のように，皮膚炎の重症度を評価できる客観的な指標があれば，さまざまな治療評価ができるようになるかもしれない。多くの症例の積み重ねが必要である。

26

■参考文献

1） Tamamoto T, Ohno K, Takahashi M, *et al*. Serum amyloid A as a prognostic marker in cats with various diseases. *J Vet Diagn Invest*. 25: 428-432, 2013.

2） 玉本隆司，桃井康行，神山裕弥ほか．猫の炎症マーカー　血清アミロイドA（SAA）を使いこなす！　CAP．31：58-69，2016.

索　引

【さ行】

【た行】

【な行】

【は行】

【ま行】

【や行】

【ら行】

監修者プロフィール

岩﨑利郎（いわさき　としろう）

株式会社葉月会 VetDerm Osaka 代表，医療法人社団　英ウィメンズクリニック研究開発部部長，東京農工大学名誉教授。元日本獣医皮膚科学会会長（現在名誉会員），アジア獣医皮膚科専門医協会会長，アジア獣医専門医機構会長，日本 IVF 学会理事。

1974 年東京農工大学農学部獣医学科卒業。1984 年農学博士（東京大学）。神戸大学医学部皮膚科研究生，神戸市平尾獣医科勤務，第一製薬株式会社勤務，スタンフォード大学医学部皮膚科ポスドク研究員，ノースウエスタン大学医学部皮膚科アシスタントプロフェッサーを経て，1994 年より岐阜大学農学部附属家畜病院助教授，1997 年同教授，1999 年より東京農工大学農学部獣医学科内科学研究室教授。2013 年に退職し現職に至る。

犬と猫の皮膚疾患ケーススタディー

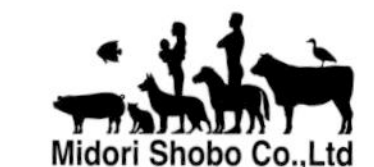

2019 年 2 月 20 日　第 1 刷発行

監修者……………………岩﨑利郎

発行者……………………森田　猛

発行所……………………株式会社 緑書房

〒 103-0004
東京都中央区東日本橋 3 丁目 4 番 14 号
TEL 03-6833-0560
http://www.pet-honpo.com

編　集……………………名古孟大，出川藍子，長佐古さゆみ

カバーデザイン…………アクア

印刷所……………………アイワード

ISBN 978-4-89531-367-4　Printed in Japan